L'INFECTION RESPIRATOIRE

MOYENS DE DÉFENSE DE L'ORGANISME

AU NIVEAU DES FOSSES NASALES

LEUCOCYTOSE — PHAGOCYTOSE

PAR

Le Docteur Paul VIOLLET

Ancien Interne de l'Hôpital Saint-Joseph.

PARIS

LIBRAIRIE J.-B. BAILLIÈRE ET FILS

19, RUE HAUTEFEUILLE, PRÈS DU BOULEVARD SAINT-GERMAIN

1900

L'INFECTION RESPIRATOIRE

MOYENS DE DÉFENSE DE L'ORGANISME

Au niveau des fosses nasales

LEUCOCYTOSE — PHAGOCYTOSE

L'INFECTION RESPIRATOIRE

MOYENS DE DÉFENSE DE L'ORGANISME

AU NIVEAU DES FOSSES NASALES

LEUCOCYTOSE — PHAGOCYTOSE

PAR

Le Docteur Paul VIOLLET

Ancien Interne de l'Hôpital Saint-Joseph.

—•O•—

PARIS

LIBRAIRIE J.-B. BAILLIÈRE ET FILS

19, RUE HAUTEFEUILLE, PRÈS DU BOULEVARD SAINT-GERMAIN

1900

*A mes Maîtres du Laboratoire d'Histologie
de la Faculté de Médecine*

M. LE PROFESSEUR MATHIAS DUVAL

PROFESSEUR D'HISTOLOGIE A LA FACULTÉ DE MÉDECINE DE PARIS

MEMBRE DE L'ACADÉMIE DE MÉDECINE

*Qui a bien voulu me faire le grand honneur d'accepter
la présidence de cette thèse.*

MM. LES PROFESSEURS AGRÉGÉS REMY ET RETTERER

Sous la haute direction desquels j'ai travaillé depuis 3 ans.

A mes Maîtres d'Internat à l'Hôpital Saint-Joseph

MM. LES DOCTEURS CHATELLIER ET KOPFF

*Dont j'ai été à même d'apprécier la haute valeur clinique et la
grande habileté professionnelle pendant les trois années que
je me félicite d'avoir passées près d'eux.*

L'INFECTION RESPIRATOIRE

MOYENS DE DÉFENSE DE L'ORGANISME

Au niveau des fosses nasales

INTRODUCTION

Les fosses nasales constituent à l'entrée des voies respiratoires une zone de protection et de défense avancée
qui permet à l'organisme de se soustraire aux innombrables chances d'infection résultant de l'apport incessant
de poussières microbiennes et inorganiques introduites
par l'air inspiré.

L'étude de cette résistance et de cette lutte particulièrement actives a depuis longtemps captivé l'attention
des praticiens.

Une série de travaux ont été publiés au cours de ces
dix dernières années, en vue d'élucider ces deux questions :

1° Le nez contient-il des micro-organismes à l'état normal?

2° Quel est le rôle du mucus nasal dans la défense de l'organisme contre l'infection au niveau du nez?

Ces deux questions ont été résolues en des sens divers par un certain nombre d'auteurs; cependant, de l'ensemble des travaux publiés on a pu tirer une double conclusion:

1° Le nez normal contient des micro-organismes, mais en petit nombre;

2° Le mucus nasal n'est pas bactéricide au moins pour les espèces microbiennes pathogènes vulgaires.

Ce double résultat ressort de l'historique qui fait l'objet de la première partie du présent travail; il est en quelque sorte contradictoire: peu de germes et cependant mucus dépourvu de propriétés bactéricides.

Cette contradiction résulte, je crois, de ce que les auteurs qui se sont spécialement consacrés à l'étude des moyens de défense du nez contre l'infection ont négligé l'examen de l'un des principaux facteurs du problème: aucun d'eux n'a sérieusement cherché à se rendre compte du rôle joué par les éléments figurés du mucus nasal, notamment par les leucocytes, vis-à-vis des poussières et des germes infectieux.

Ne comprenant pas que les bactéries entraînées par l'air dans les fosses nasales puissent diminuer de nombre, puisque le mucus est incapable, semble-t-il, de les détruire, je me suis attaché à l'étude des leucocytes du mucus nasal qui accomplissent, sans doute, cette besogne.

J'ai étudié leurs voies d'apport dans le mucus par pénétration à travers l'épithélium de la muqueuse nasale, leur morphologie, leur vie, leurs propriétés d'englobement à l'égard des poussières inertes et microbiennes à l'état physiologique.

J'ai corroboré cette étude par celle de la phagocytose dans quelques mucus pathologiques.

Le D'Meslay, chef du laboratoire de l'hôpital Saint-Joseph, a eu l'extrême amabilité de contrôler sans cesse mes examens bactériologiques et m'a prodigué à chaque instant ses conseils, en me facilitant de toutes manières mes recherches.

Le D' Jolly, répétiteur à l'École pratique des Hautes-Études, a eu l'obligeance de m'indiquer la marche à suivre pour l'étude des propriétés vitales des leucocytes.

Enfin M' le D' Chatellier, par ses recherches sur les canalicules perforants de la membrane basale de l'épithélium nasal, m'a fourni l'explication de l'origine des leucocytes dont je me proposais d'étudier les propriétés. Je lui dois une bonne partie des éléments et du plan de ce travail; qu'il me soit permis de lui en exprimer ici, ainsi qu'à MM. Meslay et Jolly, tous mes remerciements.

Les ressources précieuses de laboratoire et de clinique de l'hôpital Saint-Joseph m'ont permis d'entreprendre ce travail.

PREMIÈRE PARTIE

HISTORIQUE

CHAPITRE PREMIER

Flore du nez normal et Mucus nasal

Les travaux inspirés par l'étude de la défense du nez
sont nombreux ; cette étude a pour point de départ celles
des espèces bactériennes vivant dans le nez ; ces deux
séries de recherches sont inséparables ; que l'on arrive,
comme la majorité des auteurs, à la conclusion que le nez
est un milieu septique ou que l'on soit de l'opinion inverse,
la question de savoir comment le nez résiste aux microbes qui l'infestent ou comment il les détruit reste toujours à résoudre. L'étude bactériologique de la flore du
nez normal, l'étude des propriétés (bactéricides ou non)
du mucus nasal ainsi que celle des autres moyens de défense de la pituitaire, cils vibratils, etc., sont tellement
inséparables que ce sont d'ordinaire les mêmes auteurs
et les mêmes articles qui traitent ces différentes questions. Je n'ai donc pas cru pouvoir séparer dans l'historique de ces recherches ce que la logique avait si
intimement uni. Je donnerai dans ce chapitre le résumé
des principaux travaux parus sur cet ensemble de ques-

tions dans leur ordre d'apparition, puis je ferai suivre
cette énumération des commentaires nécessaires (1). Je
serai très bref sur les travaux parus avant la première
communication de Thomson et Hewlett (1895), car, suivant ces auteurs, on ne se serait pas autrement préoccupé dans les recherches antérieures aux leurs du nez normal. Besser et Wright (1889), seuls, l'auraient fait, sans se
soucier d'ailleurs des contaminations possibles du mucus,
prélevé pour les examens, par le vestibule du nez, ce qui
devait fausser les résultats obtenus par ces auteurs eux-
mêmes.

Je m'étendrai en revanche davantage sur les travaux
postérieurs à 1895, qui sont en général à l'abri des cri-
tiques que je viens de rappeler.

Dès 1886, Thost, examinant le contenu de son propre
nez et d'autres nez normaux, y constatait la présence du
pneumocoque de Friedlaender (2). Toutes réserves sont à

(1) On trouvera, en tête d'une communication de Park et Wright, que
j'analyse plus loin, un historique très complet des publications antérieures
à 1897, ce qui me permettra d'être bref sur cette période ; je ne mentionne-
rai que les travaux indispensables à la compréhension de ceux qui suivent.
La communication à laquelle je fais allusion a été faite au 19° congrès
annuel de l'Association américaine de laryngologie, tenu en 1897. Le
compte-rendu a été publié, comme de coutume, sous forme de brochure inti-
tulée: *Transactions of the nineteenth annual Meeting of the Americ. Laryn-
gological Association*. (New-York, 1898, p. 168); il m'a été communiqué par
le Dr Grant, de Londres. Je tiens à lui en exprimer ici ma reconnaissance.

On trouvera également un chapitre d'historique en tête d'un article de
Saint-Clair Thomson et R. T. Hewlett, intitulé : *Microorganisms in the
healthy nose, Medic. chir. Transactions* (1895, t. 78, p. 239). Cf. aussi
quelques pages d'historique au début du chapitre II, de la thèse de Piaget,
Paris, 1896, pp. 25 et suivantes.

Enfin, dans un article récent intitulé : *La batteriologia delle fossenasali
allo stato fisiologico*, M. C. Monart refait en partie l'historique de ce
même sujet. Je me suis servi de cet article pour compléter la bibliographie
italienne (Cf. *Boll. delle mal. dell'orecchio*, Firenze, déc. 1898, n° 12.)

(2) *Deutsche med. Woch.*, n° 10, 1886.

faire sur la nature du micro-organisme décrit à cette époque par Thost.

On sait que c'est en 1886 seulement que Fraenckel identifiait son germe avec celui de Talamon, et le différenciait de celui de Friedlaender, et, en 1887, que ces travaux étaient confirmés par Sternberg et Netter (1).

Il est donc fort probable que le pneumocoque de Friedlaender trouvé par Thost n'était autre que le Talamon-Fraenckel, beaucoup plus commun, semble-t-il, dans le nez normal.

Strauch, en 1887, isole le staphylocoque pyogène et d'autres micrococci (2).

En 1888, Netter (3), le premier, montre la présence possible du pneumocoque de Fraenkel dans les fosses nasales de sujets sains.

En 1889, Besser (4) trouve, dans une première série de recherches (30 cas), 13 variétés microbiennes ; la variété la plus fréquente est le *micrococcus liquifaciens albus*, trouvé 22 fois.

Dans une deuxième série portant sur 57 adultes, il trouve :

14 fois le staphylococcus pyogenes aureus ;

14 fois le diplococcus pneumoniae (Fraenckel-Weichselbaum, c'est-à-dire Talamon-Fraenckel, une fois sur 4) ;

7 fois le streptocoque pyogène ;

2 fois Friedlaender's bacillus pneumoniae.

(1) Cf. à ce sujet Duflocq. — Leçons sur les bactéries pathogènes. Paris, 1897, pp. 104, 105.
(2) *Monat. f. Ohrenheilk.* 1887, n° 17, p. 267.
(3) *Bulletin de la Société Anat.* 1888, p. 140.
(4) L. V. Besser. — Ueber die Bacterien der normalen Luftwege Zieglers Beiträge zur Path. Anat. und zur allg. Path., t. VI, Heft 4, pp. 331, 1889. *Ref. in. Centrabl. f. Backt.*, t. VII, 1890, p. 151.

Les bactéries étaient le plus souvent en nombre considérable et quelquefois en culture pure.

La même année, J. Wright (1) expérimente sur 10 sujets et trouve :

6 fois staphylococcus pyogène ;

3 fois micrococcus flavus decidens (saprophyte, Macé) (2) ;

1 fois bacillus lactis aerogenes (pathogène, Macé) ;

1 fois penicellium glaucum ;

1 fois micrococcus cereus flavus (ne paraît pas être pathogène, Macé) ;

1 fois micrococcus tetragonus.

Formes indéterminées.

En 1891, M. Deletti (3) examine 3 cas de nez normaux et trouve :

Micrococcus tetragonus ;

Staphylocoque ;

Streptocoque.

Autres espèces non déterminées.

En 1894, Straus (4) constate la présence du bacille de la tuberculose à l'état virulent dans les cavités nasales de l'homme sain 9 fois sur 29 examens dans une première série, 2 fois sur 16 dans une seconde. Il est juste de faire remarquer que les examens de cet auteur ont été pratiqués sur des sujets particulièrement exposés aux poussières de toute sorte, si ce n'est même aux poussières tuberculeu-

(1) J. Wright. *Nasal bacteria in Health. — New-York Med. Journal,* 27 th. July, 1889, p. 92.
(2) Macé. Traité de bactériologie, Paris. 1897.
(3) *Arch. ital. di laringol.* Oct. 1891.
(4) Straus. *Arch. de méd. expérimentale.* 1894, VI, 4, et La tuberculose, Paris, 1895, pp. 593, 729.

ses, infirmiers ou étudiants en médecine, employés de bibliothèques, machinistes de théâtre, etc. Néanmoins, les recherches de STRAUS paraissent confirmées par les constatations de M. DIEULAFOY, au sujet des végétations adénoïdes du pharynx nasal.

L'objection que l'on pourrait faire à STRAUS d'une contamination possible de ses prises de mucus au niveau du vestibule, étant donnée la méthode qu'il employait, ne semble plus pouvoir être faite après les recherches de M. DIEULAFOY (1).

D'autres auteurs, parmi lesquels je citerai, d'après PARK et WRIGHT, REIMANN, STRAUCH, WEIBEL, HAJEK, tous confirment ces résultats et disent avoir trouvé de nombreux micro-organismes dans le nez sain quand paraissent successivement les communications de MM. WURTZ et LERMOYEZ en France, THOMSON et HEWLETT en Angleterre.

(1) M. DIEULAFOY, par ses inoculations en masse de végétations adénoïdes baignées de mucus nasal, n'a pas démontré leur nature tuberculeuse puisque le mucus nasal inoculé avec elle peut contenir le bacille de KOCH à l'état virulent et par conséquent déterminer la mort du cobaye auquel on l'inocule (STRAUS).

M. Dieulafoy aurait dû pratiquer l'examen histologique des végétations étudiées par lui avant d'affirmer leur nature tuberculeuse (CORNIL, séance de l'Académie de Méd. du 14 mai 1895).

En revanche, M. GRANCHER, dans la même séance, a fait remarquer avec raison que si des résultats des inoculations de M. DIEULAFOY on ne pouvait conclure à la nature tuberculeuse des végétations adénoïdes, ses recherches se trouvaient corroborer celles de STRAUS, relativement à la présence de bacilles tuberculeux dans les cavités nasales de sujets sains. Si l'on admet cette observation de GRANCHER et que l'on néglige les contaminations buccales possibles, comme la proportion d'inoculations positives de M. DIEULAFOY était de 7 sur 35, il se trouve que, dans la proportion de 1/5ᵉ des cas, le pharynx et non plus le vestibule du nez d'enfants porteurs de végétations adénoïdes contient des bacilles de KOCH à l'état virulent (*Sem. méd.* 1893, n°ˢ 23, 24 et 27, pp. 199, 211 et 223). On trouvera dans ces numéros la communication de M. DIEULAFOY ainsi que les réflexions de MM. CORNIL et GRANCHER faites à ce propos.

MM. Wurtz et Lermoyez (1), expérimentant avec du mucus nasal, prélevé aseptiquement ou stérilisé par la méthode de Tyndall, constataient qu'ensemencé il ne donnait pas naissance à une culture virulente de charbon ; ils en concluaient que le mucus nasal exerçait une action bactéricide sur la bactéridie charbonneuse.

Sans publier d'autres expériences que celles qu'ils avaient faites avec le charbon, MM. Wurtz et Lermoyez disaient cependant avoir fait des essais sur d'autres micro-organismes et ils formulaient les conclusions suivantes :

« Dès maintenant, on peut dire que l'action bactéricide du mucus nasal s'exerce d'une manière très inégale sur les différents microbes pathogènes. Sur plusieurs d'entre eux, cette action est moins marquée que sur la bactéridie charbonneuse, mais sur tous ou presque tous, elle s'exerce de la même façon et dans le même sens. Seule, l'intensité de ces effets varie. »

Deux ans après, 1895, MM. Saint-Clair Thomson et R. T. Hewlett faisaient à la Société médico-chirurgicale de Londres une communication qui parut confirmer pleinement celle de Wurtz et Lermoyez (2).

---

(1) Wurtz et Lermoyez. *Comptes rendus Soc. Biol.* 1893, p. 756, et *Ann. mal. de l'oreille*, août 1893. — Lermoyez n'a pas publié, à ma connaissance, de recherches personnelles sur la flore nasale.

Dans un article intitulé « Technique générale des opérations intranasales » paru dans les *Annales des maladies de l'oreille*, en 1895, p. 226 (cet article est extrait du Manuel de thérapeutique des maladies du nez du même auteur, paru depuis) il dit seulement que « le mucus normal examiné au microscope ne montre qu'un nombre insignifiant de micro-organismes, et, *ensemencé sur gélose, maintenue à 37° il ne cultive presque jamais.* Il renferme cependant quelques microbes pathogènes : on y rencontre des staphylocoques et même des bacilles tuberculeux; mais ceux-ci, à condition qu'ils ne soient pas trop abondants, y meurent dès les premières heures de leur arrivée. »

(2) Saint-Clair Thomson et R. T. Hewlett. « Micro-organisms in the

Ces auteurs avaient cherché à obtenir des cultures en pratiquant 76 ensemencements sur gélose avec du mucus prélevé dans le nez de 13 individus sains. 64 fois les ensemencements étaient restés stériles.

Ils expliquaient la différence des résultats obtenus par eux, avec ceux des auteurs qui les avaient précédés dans ces recherches, notamment avec ceux de BESSER et WRIGHT, par les soins minutieux qu'ils avaient pris pour éviter les contacts avec les poils du vestibule, lors de la prise de mucus. Leur conclusion était que la muqueuse de SCHNEIDER normale n'est presque jamais contaminée, puisque le mucus est stérile dans 80 0/0 des cas; qu'il n'en était pas de même du vestibule.

En 1896, le Dʳ PIAGET, élève de MM. WURTZ et LERMOYEZ, s'inspirant de leur communication sur le mucus bactéricide fait paraître une thèse qui complète leurs premières recherches à ce sujet, en y ajoutant une étude sur la flore du nez que ces auteurs n'avaient pas faite.

L'auteur y étudie, en se servant de la méthode employée déjà par WURTZ et LERMOYEZ, pour la bactéridie charbonneuse, l'action bactéricide du mucus nasal sur divers micro-organismes tels que le streptocoque, le staphylocoque, le bacille de la diphtérie, etc.

J'analyserai plus loin, avec plus de détails, cette première série d'expériences (p. 29).

Un autre chapitre de la thèse du Dʳ PIAGET est consacré à l'étude bactériologique du mucus nasal normal. Pour

healthy nose ». *Transactions of the royal med. chir. Soc. of London*, vol, 78, 1895. — Compte rendu dans *Brit. med. Journ.* 1895, t. I, p. 1204 (article déjà mentionné en tête de ce chapitre).

(2) R. PIAGET. Étude sur les divers moyens de défense de la cavité nasale contre l'invasion microbienne. Thèse Paris, 1896.

ces examens, l'auteur s'est servi d'un speculum tubulaire (modèle de ZAUFAL), qui lui permettait d'atteindre les régions profondes du nez, en évitant les contaminations du vestibule.

PIAGET a ainsi constaté, en pratiquant des ensemencements simultanés, avec des prises faites : 1° au niveau du vestibule ; 2° au niveau du cornet inférieur et du septum ; 3° au niveau de l'extrémité postérieure du cornet inférieur et de la fente olfactive, avec le speculum de ZAUFAL ; que les colonies sont innombrables dans le second cas ; qu'il n'en existe pas dans le troisième : 11 prises faites avec le speculum de ZAUFAL restent stériles (1).

Dans une seconde série d'expériences, PIAGET a recueilli aseptiquement du mucus, c'est-à-dire après lavage du vestibule à l'eau bouillie, selon la méthode de THOMSON et HEWLETT ; sur 33 cultures faites avec ces mucus provenant de 15 sujets différents, 24 sont restées stériles. Il est vrai que, sur 38 ensemencements de mucus nasal de chien, recueilli aseptiquement à travers le septum dans une des fosses nasales restée *intacte*, grâce à une coupe antéro-postérieure du nez pratiquée immédiatement après la mort de l'animal, 15 seulement ne montrèrent aucune trace de colonies (2).

Il conclut que si l'examen bactériologique des fosses nasales décèle la présence de microbes dans le vestibule et le quart antérieur du nez, par contre, jamais, en se servant du speculum de ZAUFAL, il n'en a rencontré dans la partie profonde. On peut donc dire que la cavité nasale proprement dite est normalement aseptique. Cette asep-

(1) PIAGET, *l. c.*, p. 29.
(2) PIAGET, *l. c.*, p. 31.

sie est due surtout au pouvoir bactéricide du mucus nasal. Cette action bactéricide présente des variations d'intensité absolue pour la bactéridie charbonneuse; elle est
très intense pour le bacille de Lœffler; elle s'exerce enfin, mais avec une intensité moindre, sur d'autres microbes (staphylocoque, streptocoque, coli-bacille, b. pyocyanique, b. d'Eberth). Ces faits expliquent, selon lui, l'in-
nocuité des opérations intranasales (1).

La même année (1896), MM. Thomson et Hewlett faisaient paraître un nouvel article dans lequel ces auteurs
relatent des expériences analogues à celles que MM. Wurtz
et Lermoyez, puis Piaget, avaient instituées, pour apprécier les qualités bactéricides du mucus nasal (2). Mais au
lieu d'introduire dans ce mucus des micro-organismes
étrangers, ils ont cherché à se rendre compte de ce qu'il
advenait des micro-organismes que le mucus pouvait contenir au moment où il était recueilli dans le nez, sans
qu'il fût pris de précaution particulière pour éviter les
contages possibles du vestibule.

Laissant le mucus ainsi recueilli de 1 à 16 heures, à la
température de la chambre, ces auteurs ont toujours
obtenu au bout de ce temps, en ensemençant des parcelles
de mucus ainsi conservé, des cultures; de même, en mé-
langeant une anse de culture de bacillus prodigiosus avec
une petite quantité de mucus nasal, ils obtinrent toujours
par ensemencement d'une même quantité de ce mélange
sur gélatine, tantôt immédiatement après l'avoir fait, tantôt 36 heures après, des cultures d'une richesse en colonies sensiblement égales à celles que leur donnait un ense-

(1) Th. Piaget, pp. 55 et 56.
(2) The fate of micro-organisms in inspired air. *Lancet*, 11 janvier 1896.

mencement pratiqué avant que le mucus ait eu le temps
d'exercer une action quelconque sur les micro-organismes,
c'est-à-dire aussitôt après sa prise.

La conclusion de MM. THOMSON et HEWLETT est que,
contrairement à l'assertion de MM. WURTZ et LERMOYEZ,
le mucus nasal ne présente pas de propriétés bactéricides
pour les germes qui vivent habituellement dans les fosses
nasales. Toutefois, le mucus ne favorise pas la pullulation microbienne.

Somme toute, la conclusion des recherches de
MM. WURTZ et LERMOYEZ, vraie sans doute pour le bacille
de l'anthrax, ne peut être généralisée.

Cependant, THOMSON et HEWLETT, cherchant à apprécier le degré d'épuration de l'air après son passage à travers les fosses nasales, en font barboter une égale quantité avant et après ce passage, dans des milieux de culture similaires; ils constatent que, dans le premier cas,
ils obtiennent un certain nombre de colonies bactériennes (9 et 6) et de moisissures (29 et 6), tandis que, dans
le second, les moisissures cultivent seules en très petit
nombre (2 au lieu de 29 dans le premier cas, 1 au lieu de
6 dans le deuxième).

Cherchant alors à s'expliquer comment s'opère ce fil-
trage de l'air inspiré, THOMSON et HEWLETT, déniant au
mucus nasal les propriétés bactéricides, sont tentés de
l'expliquer par le balayage qu'effectuent constamment à
la surface de la muqueuse pituitaire les cils vibratils de
l'épithélium.

Ils en donnent comme preuve la rapidité avec laquelle
disparaît une notable quantité de culture de bacillus prodigiosus déposée à la surface de la muqueuse nasale d'un

individu (ensemencements, faits à intervalles plus ou moins éloignés, pendant 2 heures, du point de la muqueuse inoculée ; colonies de moins en moins abondantes, nulles au bout de 2 ou 3 heures), et, cependant, ils ont noté que le pourtour du point inoculé ne donnait pas de cultures ; une fois seulement, ils trouvèrent le bacillus prodigiosus dans les vibrisses de la narine du côté opposé. J'aurai l'occasion de revenir sur ce point. (Cf. p. 42.)

Les conclusions des recherches de MM. Wurtz et Lermoyez, Piaget, Thomson et Hewlett, publiées de 1893 à 1896, étaient en contradiction avec celles des auteurs qui les avaient précédés ; la question de la septicité du nez était remise en question le jour où MM. Wurtz et Lermoyez avaient déclaré le mucus nasal bactéricide.

MM. Thomson et Hewlett, en proclamant les résultats négatifs de leurs ensemencements de mucus nasal, donnaient un démenti formel à l'opinion généralement reçue que les fosses nasales, comme la cavité buccale, constituaient un milieu contaminé, fertile en germes de toutes sortes. Un travail de contrôle s'imposait : eux-mêmes avaient déjà repris les expériences de Wurtz et Lermoyez sur les propriétés bactéricides du mucus nasal et étaient arrivés à une conclusion inverse de la leur (voir plus haut). Les travaux publiés depuis 1896 auront pour but, on va le voir, de vérifier les données nouvelles.

La tradition classique, avant les recherches de Wurtz et Lermoyez, Thomson et Hewlett, était-elle en faute, ou ces auteurs avaient-ils raison de proclamer aseptiques les fosses nasales ?

A cette œuvre de contrôle ont collaboré des travailleurs d'Italie, d'Allemagne et des États-Unis.

KLEMPERER, de Strasbourg (1899), s'est élevé contre les communications de THOMSON et HEWLETT (1) ; il a toujours obtenu des cultures comptant 2 et souvent 6 à 10 colonies, en prenant toutes les précautions possibles pour éviter le contact du vestibule lors de l'ensemencement.

Cherchant, d'autre part, à contrôler l'affirmation de WURTZ et LERMOYEZ, il ensemence le mucus retiré d'un nez avec les micro-organismes isolés du même nez et il arrive à la conclusion que ceux-ci poussent mal dans le mucus, sont même un peu diminués de nombre au début, mais que, peu à peu, ils s'accommodent au milieu et s'y développent. Ainsi que THOMSON et HEWLETT, il n'a pu constater d'action bactéricide.

La même année, FERMI et BRETSCHNEIDER apportent leur contribution à la solution de la question controversée (2). Suivant eux, il existerait dans le nez bon nombre de germes dont le plus fréquent serait la sarcine.

En 1896 aussi, Eug. FRAENKEL a publié une étude bactériologique sur les sinus du nez (3), qui trouve naturellement place ici, car c'est faire l'étude de la flore du nez que faire celle de leurs cavités annexes.

Sur 28 examens de sinus sains, il en a trouvé 13 complètement stériles, mais les 15 autres contenaient de préférence le diplocoque de FRAENKEL et le staphylococcus pyogenes flavus.

En 1897, PARK et WRIGHT (4) qui, en 1889, avaient déjà publié une série d'examens bactériologiques positifs

(1) KLEMPERER. Zur Bacteriologie der nase. Münch. med. Wochenschr., 1896, p. 730.
(2) FERMI et BRETSCHNEIDER. Arch. ital. d'otologia, 1896.
(3) VIRCHOW's. Archiv., t. 143, heft 1, 1896.
(4) Travail déjà mentionné, p. 12, note 1.

du mucus nasal normal (voir plus haut) auxquels THOMSON et HEWLETT adressaient le reproche de n'avoir pas su éviter la contamination du vestibule, s'entourent cette fois de toutes les précautions désirables, et obtiennent 30 fois sur 36 ensemencements de nombreuses colonies (plus de 100 dans 14 cas, plus de 50 dans 8, etc.) ; 6 fois seulement l'ensemencement, sans doute trop parcimonieux (PARK et WRIGHT), resta stérile.

De plus, sacrifiant des lapins, ils leur enlèvent le cerveau, puis, faisant sauter la base du crâne au niveau de la voûte des fosses nasales, ils recueillent aseptiquement par cette voie, aussitôt après la mort, du mucus qui, ensemencé, donne de nombreuses colonies sur sérum et sur sérum-agar.

Enfin, cherchant à apprécier les qualités bactéricides du mucus nasal, ils instillent une goutte de culture très virulente de streptocoques dans les narines de 2 lapins. Ces animaux succombent à une septicémie généralisée, l'un en 2 jours, l'autre en 3.

Puis, reprenant les expériences de WURTZ et LERMOYEZ, ils constatent à 3 reprises différentes qu'un mucus, stérilisé ou non, pendant 1 heure, à 55°, deux jours de suite (méthode de TYNDALL), n'a pas d'effet bactéricide sur le bacille diphtérique, le bacille pseudo-diphtérique, le staphylocoque, le streptocoque, et un microcoque recueillis dans le mucus normal, même après un contact de 24 heures. En revanche, l'effet de ce mucus, stérile ou non, sur la bactéridie charbonneuse fut très marquée.

Leur conclusion est que l'on trouve constamment des bactéries en nombre variable dans les fosses nasales, constatation qui est directement en opposition avec la possibilité d'une action bactéricide marquée du mucus nasal.

Nos recherches, ajoutent-ils, ne confirment donc ni les recherches de Wurtz et Lermoyez, ni celles de Thomson et Hewlett; cependant, il est juste de reconnaître que le mucus nasal n'est pas aussi riche en microbes qu'on l'avait primitivement admis *a priori*.

Malato, dans un travail sur les bactéries pathogènes existant dans les cavités nasales (1), publié en 1897, est arrivé à cette conclusion qu'à côté des formes non pathogènes il existait dans le nez bon nombre de micro-organismes pathogènes. Il donne la statistique de 38 cas, parmi lesquels il a trouvé:

11 fois bacterium coli seul;

3 fois staphylocoque pyogène doré seul ;

2 fois pneumocoque Friedlaender ;

2 fois staphylocoque pyogène blanc ;

2 fois bacille pyogène fétide ;

1 fois pneumocoque Fraenkel ;

2 fois staphylocoques pyogènes blanc et doré;

1 fois bacterium coli, staphylocoque pyogène doré ;

1 fois streptocoque probablement pathogène.

Ainsi, dans 25 cas sur 38 examinés, Malato trouva des germes pathogènes qu'il réussit à identifier.

Malato, dans ce travail, que Monari estime avoir été fait avec beaucoup de soin, se range finalement au nombre de ceux qui attribuent la destruction des germes à l'épithélium nasal, plutôt qu'à une action bactéricide du mucus.

(1) I micro-organismi patogini nelle cavità nasali, *Arch. ital. di otol.* 1897.

Il refuse au mucus une action quelconque, et, bien qu'il n'attribue pas une grande importance à l'épithélium nasal, cependant il conclut en constatant que l'épithélium de la muqueuse empêche la rapide multiplication des germes.

Enfin, C. Monari (1) (1898), voulant se faire une opinion personnelle, ensemence le mucus recueilli dans les fosses nasales normales à des niveaux différents (portions antérieure ou postérieure) et obtient des colonies en nombre variable (8 à 30); deux fois seulement les plaques ne cultivent pas. La majeure partie des micro-organismes, ajoute-t-il, séjournait à la partie antérieure; leur nombre diminuait sensiblement quand on se rapprochait de la partie postérieure et donnait à peine quelques colonies sur les tubes ensemencés avec le mucus provenant de la partie tout à fait interne du nez.

Les variétés microbiennes trouvées par C. Monari, au cours de ses examens, sont :

Le staphylocoque blanc en quantité;

Le diplocoque de Fraenkel;

Le streptocoque pyogène;

Le bacille pseudo-diphtérique;

Le bacillus luteus;

Le micrococcus flavus liquefaciens;

La sarcine orange et blanche;

Le staphylococcus flavus;

Le vibrion du nez, etc.

« Il apparaît clairement, dit-il, que les résultats de mes

___

(1) *Bollettino delle malattie dell'orecchio*, déc. 1898, n° 12. — Compte rendu dans *Presse médic.* 1899, n° 21, p. 128. — Art. déjà mentionné en tête de ce chapitre.

recherches ne concordent pas avec ceux de Thomson et Hewlett, qui ne trouvèrent aucun micro-organisme dans la partie la plus profonde des fosses nasales, mais corroborent plutôt les recherches de Wright ». En ce qui regarde les formes pathogènes, Monari ne s'associe pas aux conclusions de Malato, ayant rencontré beaucoup plus rarement que lui les formes pathogènes.

C. Monari émet, à la fin de son article, des conclusions analogues à celles de Malato.

Quoique relativement pauvres en germes, les fosses nasales ne sont jamais ou presque jamais aseptiques ; abondants dans la portion antérieure du nez, les germes se trouvent en plus petit nombre dans les régions postéro-supérieures.

Le mucus nasal ne semble pas avoir une action destructive sur les bactéries, mais apporte sans doute obstacle à leur reproduction.

L'auteur se borne ici sans doute à reproduire les conclusions de Thomson et Hewlett, Klemperer, Malato, Park et Wright, car il ne semble pas avoir fait de recherches personnelles sur ce point.

Enfin l'épithélium favorise l'expulsion des germes, dit Monari, par une action mécanique (l'auteur fait sans doute allusion ici aux cils vibratils) ou « par quelque autre propriété intime jusqu'ici cachée, » ajoute-t-il, il en empêche la reproduction.

En 1898, A. Schiff (1), ayant trouvé le diplocoque intracellulaire de Weichselbaum (méningocoque) dans le nez d'un individu mort de méningite tuberculeuse, a l'idée de le rechercher dans le mucus nasal de 27 malades, les

(1) A. Schiff. *Centralbl. f. inn. Med.*, n° 22, 5 mai 1898, p. 577.

uns atteints d'affection chronique, les autres venant à la
consultation de laryngologie, atteints de léger catarrhe
nasal chronique ou ayant le nez normal; dans 7 de ces cas,
il rencontra le diplocoque intracellulaire du type WEICH-
SELBAUM et réussit à l'isoler 3 fois.

MM. H. RICHARDIÈRE et L. TOLLEMER (1) ont signalé
récemment la fréquence très grande du bacille pseudo-
diphtérique dans le nez normal : 18 fois sur 22 examens.

Les conclusions d'une longue et sérieuse étude de MA-
LATO CALVINO sur le pouvoir atténuant et microbicide des
muqueuses (2) sont très explicites : le mucus nasal, pas
plus que le mucus vaginal ou rectal, ne possède *in vitro* de
propriétés atténuantes ou bactéricides : l'action bactéricide, énergique et prompte, qui se manifeste à l'égard de
tous les micro-organismes dans les fosses nasales est sous
la dépendance de l'épithélium et ne s'exerce qu'à son
contact; si par hasard cette action existe dans le mucus,
elle est toujours partielle et a toujours les caractères d'un
reste (residuo) de l'action générale. La présence presque
constante de micro-organismes pathogènes à la surface de
la muqueuse nasale saine s'explique soit par l'arrivée incessante de nouveaux représentants de ces espèces microbiennes, soit par une altération pathologique de l'épithélium.

N. B. — Voir pp. 44 et 45, le résumé sous forme de
tableau de la flore du nez normal d'après cet historique.

---

(1) H. RICHARDIÈRE et L. TOLLEMER. Bacille pseudo-diphtérique et bacille
diphtérique. *Presse méd.*, 1899, n° 25, p. 145.

(2) MALATO CALVINO. Sul potere attenuante e microbicide delle mucose.
Arch. ital. di otol., vol. VIII, 1899, fasc. 2 et 3.

CHAPITRE II

Résultats acquis par les travaux précédents. Critique de quelques-uns de ces travaux.

1° LE MUCUS NASAL N'A PAS LES PROPRIÉTÉS BACTÉRICIDES QU'ON A VOULU LUI ATTRIBUER.

L'exposé que je viens de faire montre que les conclusions proposées par MM. Wurtz, Lermoyez et Piaget, d'une part, par MM. Thomson et Hewlett, d'autre part, n'ont pas été confirmées.

Tous les travaux publiés depuis leurs communications concluent ouvertement à la septicité normale des fosses nasales saines et dénient, au mucus nasal, toute propriété bactéricide.

Le retour à l'opinion restée classique jusqu'en 1895 est manifeste.

Il est même assez piquant de voir que ce sont des auteurs comme Thomson et Hewlett, dont les premières recherches (1895) avaient paru confirmer la communication de MM. Wurtz et Lermoyez sur les propriétés bactéricides du mucus nasal, qui, bientôt, proclament (1896) que ce mucus ne possède pas ces propriétés.

Si MM. Wurtz et Lermoyez ne sont pas arrivés au

même résultat que les autres expérimentateurs, c'est
sans doute que, leurs recherches n'ayant porté, ainsi que
le font remarquer MM. Park et Wright, que sur la bactéridie charbonneuse, ils se sont trompés, en appliquant
trop facilement aux différents microbes pathogènes les
conclusions auxquelles ils étaient amenés pour le bacille
du charbon.

On remarquera, en effet, que le Dr Piaget, leur élève,
cherchant à vérifier, pour d'autres micro-organismes, les
propriétés bactéricides qu'ils avaient signalées pour le
bacille du charbon, n'est arrivé qu'à des résultats in-
certains et contradictoires ; c'est du moins l'impression
que m'a laissée la lecture attentive de la thèse de
M. Piaget.

Les conclusions de cette thèse corroborent les assertions de MM. Wurtz et Lermoyez, mais les expériences
et les observations qui leur servent de base ne m'ont pas
paru pouvoir soutenir un examen tant soit peu appro-
fondi. J'en citerai deux exemples frappants :

1er *Exemple.* — M. Piaget (1) veut montrer l'action bactéricide du mucus nasal sur le staphylocoque ; il ensemence comparativement des plaques de mucus et de
bouillon avec une anse de culture de staphylococcus
aureus : deux fois les plaques de mucus restent stériles,
une fois elles cultivent, mais en donnant « dix fois moins
de colonies que sur la plaque de bouillon ». Dans les
expériences 5 et 6, elles donnent 19, 21, 120 colonies,
tandis que, sur bouillon, M. Piaget se contente de signaler
l'existence de « nombreuses colonies » ; enfin, dans une

(1) Piaget. Thèse, p. 42.

dernière expérience (10 mars, 6ᵐᵉ expérience), « les plaques aureus-mucus présentent un développement innombrable de colonies », tandis que « des plaques aureus-eau et aureus-bouillon sont restées stériles ».

Comment M. Piaget peut-il conclure de ces expériences que l'action bactéricide du mucus est encore « assez marquée pour le staphylocoque », quand il obtient des *colonies innombrables sur mucus*, quand surtout ses *ensemencements de staphylocoque sur bouillon* restent *stériles*.

De ce que, dans 2 expériences sur 6, les plaques de mucus sont restées stériles, il me semble difficile de conclure à des propriétés bactéricides de ce mucus, si, dans une autre expérience, on n'obtient pas de cultures sur bouillon, milieu que l'on sait être éminemment favorable au développement du staphylocoque. Le résultat de ces expériences permet de se demander si les ensemencements étaient toujours effectifs ou suffisants.

C'est également la réflexion que suggère la lecture des expériences peu nombreuses faites avec le streptocoque.

Quant aux résultats obtenus par M. Piaget avec le bacille de Lœffler, ils ne montrent qu'une chose, c'est que le mucus nasal constitue un milieu moins favorable que le bouillon pour la culture de ce bacille ; mais il ne peut être question d'action bactéricide bien efficace puisque, 11 fois sur 12, le bacille de la diphtérie, ensemencé sur tubes de mucus, a pu être repiqué, après un séjour de plusieurs jours dans ce mucus à l'étuve à 37°, et donner sur gélose des colonies, il est vrai, en petit nombre.

Les expériences de M. Piaget montrent en outre que le bacterium coli commune, le bacille d'Eberth, le bacille pyocyanique, celui de la diarrhée verte, etc., cultivent admirablement dans le mucus. Comment donc conclure à son action bactéricide?

2° *Exemple* (1). — Il s'agit d'un militaire qui est sujet, depuis un an, à des poussées successives d'érysipèle de la face. Le jour de l'ensemencement, il présente une poussée nouvelle et un état fébrile très marqué. On aperçoit une petite fissure sur la lèvre supérieure; le nez est extérieurement très boursouflé et donne au faciès du malade un aspect strumeux.

M. Piaget ensemence 3 tubes de gélose, l'un avec le mucus buccal B, le 2° avec une prise faite au niveau de la fissure F, le 3° avec le mucus nasal M. Le tube M seul resta stérile; sur les tubes F et B se développent de nombreuses colonies de streptocoques.

L'auteur, on le voit, n'a obtenu de résultats positifs ici que pour les ensemencements du mucus buccal et de la lèvre supérieure; il donne cependant cette observation comme un nouvel exemple de persistance du microbe dans la bouche *et dans le nez « avec atténuation très marquée de sa virulence, a-t-il soin d'ajouter, et arrêt de la culture par le mucus nasal »*.

J'admets que les quelques symptômes observés du côté du nez (boursouflement extérieur du nez, etc.), prouvent son envahissement par l'érysipèle; il n'en est pas moins vrai que cet envahissement a pu être secondaire à une streptococcie d'origine buccale et se localiser aux téguments externes. En tout cas, avant de tirer de cette observation les conclusions qu'il en tire, l'auteur aurait dû fournir la démonstration bactériologique de la pré-

(1) Piaget, Thèse, p. 49. Je donne l'observation résumée.

sence du *streptocoque virulent dans le nez*. Car si le Dr Piaget n'a pas obtenu de culture de streptocoque, en ensemençant le mucus nasal, cela pouvait fort bien provenir, semble-t-il, de ce qu'il n'y existait pas.

Ainsi les recherches faites en vue d'étudier le rôle du mucus nasal à l'égard des bactéries me paraissent aboutir à des résultats suffisamment concordants.

Le mucus nasal n'a pas les propriétés bactéricides que Wurtz *et* Lermoyez *et leur élève* Piaget *voulaient lui attribuer, mais il ne constitue pas non plus un milieu favorable au développement des germes. C'est un milieu à peu près indifférent* (Thomson et Hewlett, Klemperer, Park et Wright, Malato Calvino, Monari) (1).

Ce rôle négatif du mucus nasal ne paraît être, du reste, qu'un exemple de plus du peu d'action qu'ont les liquides de l'économie sur les micro-organismes en général.

Si des auteurs comme Roger et L. Nicolas ont pu par-

(1) Le mucus nasal, produit de sécrétion de la muqueuse et de ses glandes, joue surtout un rôle considérable en lubréfiant à chaque instant l'épithélium et ses cils vibratils dont elles assurent l'incessante activité, en jouant vis-à-vis de l'épithélium le rôle d'un vernis protecteur (Charrin), en empêchant la muqueuse de se dessécher au contact du courant d'air perpétuel qui se fait à sa surface (il passe chaque jour par nos fosses nasales environ 10,000 litres d'air (M. Duval, *Physiologie*, 1897), et la richesse vasculaire de la pituitaire est également en rapport, sans doute, avec l'évaporation constante qui se fait à ce niveau).

Enfin et surtout le mucus joue vis-à-vis des leucocytes qu'il contient (voir plus loin) le rôle de liquide physiologique et leur permet de vivre longtemps encore après avoir franchi l'épithélium. Comme, d'autre part, ce liquide, sans être bactéricide, n'est pas un milieu favorable au développement des germes et qu'il constitue un *enduit gluant* (P. Claisse), sur lequel ceux qui sont apportés par l'air sont retenus, il facilite le travail de destruction microbienne des leucocytes et concourt ainsi pour une large part subordonnée, il est vrai à l'action des leucocytes, mais très réelle cependant, à la défense du nez.

Le mucus sert encore à l'entraînement purement mécanique des germes qu'il englue (rôle de l'éternuement, de la déglutition, du moucher dans la défense du nez).

ler d'action bactéricide pour le sérum d'animaux immunisés, ils sont les premiers à reconnaître que le sérum normal ne possède aucune action bactéricide ; ils admettent même que le sérum normal conserve au bacille de Lœffler son pouvoir pathogène, bien mieux que le bouillon. Roger a l'espoir « de trouver là le moyen d'entretenir la virulence du bacille de Lœffler, comme cela a déjà été fait pour le streptocoque par Roger et Marmorek ».

Denys et Leclef ont constaté, comme Roger, la pullulation du streptocoque dans le sérum de lapins.

L. Marchand l'a constaté pour les variétés atténuée et virulente d'un streptocoque provenant d'un même individu (1).

On sait du reste que le sérum humain et le sérum de lapin constituent les milieux de choix pour la culture du pneumocoque. Behring et Nissen ont montré que le sérum de plusieurs espèces animales réfractaires au pneumocoque ne jouit, vis-à-vis de cet agent, d'aucune propriété microbicide.

Par ces quelques exemples, on peut voir que le sérum sanguin et le mucus nasal, débarrassés de leurs éléments figurés, cellules ou leucocytes, se comportent à peu près de même vis-à-vis des micro-organismes pathogènes vulgaires.

Mais cette similitude va plus loin, car on a signalé l'action bactéricide du sérum de certains animaux vis-à-vis du bacille charbonneux : Behring, Metchnikoff et Roux pour le rat blanc, Nuttal, puis Charrin et Roger pour le lapin dont le sérum exercerait sur le charbon

---

(1) L. Marchand, Étude sur la phagocytose des streptocoques atténués et virulents. *Arch. de Méd. expérim.*, etc., mars 1898.

une action destructive plus marquée que le sérum du chien, animal cependant beaucoup moins réceptif que le lapin pour le charbon. Ainsi mucus et sérum se comporteraient encore d'une façon à peu près identique vis-à-vis du charbon.

De même que le mucus nasal paraît nuire au développement du bacille d'Eberth (expérience de Piaget), Buchner a montré que le sérum normal de lapin et de cheval paraissait avoir des propriétés bactéricides vis-à-vis de lui (1).

Il existe, on le voit, de grandes similitudes dans la façon dont le mucus nasal et le sérum du sang se comportent à l'égard des micro-organismes. Il ne faut pas voir là un caractère spécial au mucus nasal ; on pourrait faire, pour la plupart des sécrétions de l'organisme, notamment pour la salive, le mucus intestinal, le mucus vaginal, etc., des rapprochements analogues ; aucun de ces liquides pris en eux-mêmes, indépendamment des éléments figurés qu'ils peuvent contenir, ne possède de propriétés bactéricides à proprement parler ; tout au plus peut-on dire qu'elles ne constituent pas un milieu favorable à la reproduction des germes.

Ainsi le mucus, au point de vue de son action sur les germes, se comporte comme le font un certain nombre d'humeurs de l'organisme (2).

(1) Pour plus de détails, se reporter aux articles de Roger et de J. Nicolas sur le pouvoir bactéricide du sérum. *Presse médicale*, 1896, pp. 112, 345. Voir aussi Metchnikoff, une des leçons sur l'Inflammation. Paris, 1892.

(2) Ces rapprochements me sont suggérés par les travaux d'Hugenschmidt (*Ann. Inst. Pasteur*, 1896, nᵒ 10, p. 545) et de Triolo (*Rivista d'Igiene e di med. prat*, Neapel. Ann. 2, nᵒ 12. — Compte-Rendu in *Wien. klin. Wochen.*, 1898, p. 396) sur la salive. Voir aussi les recherches d'A. Marfan et L. Bernard (*Presse médicale*, 1899, p. 217), sur le mucus intestinal ; de C. Menge et B. Kronig (Bakteriol. der weiblichen genitalkanales, Leipzig, 1897) et Hallé (Thèse Doct. Paris, 1898) sur le mucus vaginal.

2º LE NEZ CONTIENT DES GERMES A L'ETAT NORMAL, MAIS EN PETIT NOMBRE

Les investigations bactériologiques, faites depuis 1893 (année de la communication de Wurtz et Lermoyez sur le mucus bactéricide), n'ont pas été inutiles; elles ont permis de préciser certains côtés de la question: *on a reconnu que les germes n'étaient pas aussi nombreux dans les fosses nasales qu'on se l'était imaginé autrefois, mais qu'ils y existaient* (Fermi *et* Bretschneider, Park *et* Wright, Klemperer, Malato (1), Monari), *contrairement aux assertions de* Thomson *et* Hewlett, Piaget. *On a distingué, au point de vue microbien, plusieurs régions dans le nez; on a opposé, depuis les recherches de* Thomson *et* Hewlett, *le vestibule où les germes pullulent aux fosses nasales proprement dites, où ils sont habituels, mais beaucoup moins nombreux; par contre, on a reconnu que les régions tout à fait postérieures ou supérieures des fosses nasales étaient, à l'état normal, presque totalement dépourvues de germes* (Piaget, C. Monari, Thomson *et* Hewlett) (2). MM. Thomson et Hewlett admettent que le vestibule est normalement septique. Pour eux, les fosses nasales, même dans leur moitié antérieure, ne contiennent pas de germes (voir plus haut). Est-il possible d'expliquer le résultat négatif des exa-

(1) Malato Calvino (*Arch. ital. di otol.*, 1899, vol. VIII, fasc. 2 et 3) étudie le pouvoir bactéricide des muqueuses et constate que le mucus rectal ou vaginal ne possède pas plus que le mucus nasal de propriétés bactéricides (voir p. 27).

(2) Voir p. 20 le résultat des cultures comparées de l'air ensemencé avant et après son passage à travers les fosses nasales; expériences de MM. Thomson et Hewlett.

mens de ces auteurs (1). Leurs expériences concordent-elles entièrement entre elles ? Les conclusions de Piaget sont-elles entièrement justifiées par ses examens ? Autant de questions qu'il convient de passer rapidement en revue.

Les recherches de Piaget sur la flore du nez m'ont paru aboutir à des résultats plus concluants que celles qui avaient pour but de vérifier l'action bactéricide du mucus nasal ; 12 ensemencements (2), pratiqués par cet auteur dans le but de démontrer que les fosses nasales au niveau de l'extrémité postérieure du cornet inférieur et de la fente olfactive sont aseptiques, paraissent fournir en effet cette démonstration ; ils ont tous été négatifs. Il n'en est plus de même si l'on envisage seulement les résultats des ensemencements obtenus par Piaget pour la portion moyenne des fosses nasales ; là, encore, ces résultats ne sont pas absolument concordants : en se servant de la méthode de désinfection du vestibule préconisée par MM. Thomson et Hewlett pour leurs examens de mucus nasal (prise aseptique de mucus après lavage du vestibule à l'eau bouillie), il n'obtint que 9 cultures positives sur 33, alors que, pratiquant des prises aseptiques de mucus nasal par la base du crâne d'animaux récemment sacrifiés, méthode dont se sont servis également Park et Wright et qui paraît exempte de tout reproche, il obtint, sinon, comme ces auteurs, des cultures positives et abondantes dans tous les cas, du moins une forte majorité de cultures positives.

Les séries d'ensemencements négatifs de Piaget, join-

(1) Il importe de rappeler que des résultats négatifs n'ont jamais la valeur de résultats positifs. Ce principe est surtout vrai en bactériologie.
(2) Cf. Piaget, Thèse, p. 29.

les aux examens également négatifs de Thomson et Hewlett, s'opposent aux examens positifs de presque tous les
chercheurs qui se sont succédé depuis 1886 jusqu'en
1899. Or, il est à remarquer que les examens de Piaget
qui se trouvent complètement d'accord avec ceux de
MM. Thomson et Hewlett, sont justement ceux où cet
auteur adopte leur méthode (lavage du vestibule); au contraire dans les expériences où il ensemence comparativement le vestibule, le 1/4 antérieur du nez ou les portions
tout à fait ultimes, sans lavage préalable, Piaget obtient,
2 fois sur 4, des colonies en assez grand nombre, avec les
prises faites au niveau du 1/4 antérieur du nez, tandis que
Thomson e' Hewlett n'obtiennent qu'une culture positive
sur 6, et lui-même une sur 4, en faisant leurs prises à un
niveau similaire, après lavage du vestibule (1).

Je ne sais s'il faut chercher, dans la manière de pratiquer la désinfection du vestibule, l'explication des divergences dans les résultats obtenus; mais je suis convaincu
que c'est dans un détail de technique qu'il faut chercher
l'explication de ces divergences. Les résultats différents
obtenus par Piaget, suivant la méthode employée, en
sont la meilleure preuve.

Le choix des milieux, leur variété, certains micro-organismes tels que le pneumocoque, dont la présence peut
être fréquente, ne poussant pas sur les milieux ordinaires,
leur état de fraîcheur plus ou moins parfait, le mode
d'ensemencement, et la dose de cet ensemencement, peu-

---

(1) *Med. chir. Transactions*, V, 78, p. 239. Thomson et Hewlett ne
cherchaient pas à ensemencer le mucus provenant de la profondeur du nez,
mais seulement des régions du nez situées au delà du vestibule. Piaget dit
lui-même (thèse, p. 29) que ces auteurs n'ont jamais dépassé le 1/4 antérieur du nez.

vent avoir une grande influence sur la nature des résultats.

Tout en n'attribuant qu'un rôle secondaire à la technique dans l'explication des divergences des auteurs, C. Monari dit lui-même textuellement :

« Il peut arriver dans d'autres cas que le mucus ne soit pas recueilli ou qu'il le soit en trop petite quantité pour donner naissance à une culture ; les régions qui ont fourni le mucus sont ainsi réputées aseptiques, tandis qu'en réalité elles ne l'eussent pas été si les examens avaient été faits avec plus de soin et de minutie. Voilà encore une cause d'erreur qui peut expliquer la diversité des résultats publiés. »

Le choix des milieux explique sans doute les résultats de Park et Wright qui ne font pas mention du pneumocoque parmi les micro-organismes dont ils signalent la présence dans le nez alors que Besser, sur 57 nez examinés, le rencontre 14 fois (une fois sur 4).

Wright ensemençait tout simplement par piqûres ou par stries sur gélose et gélatine, puis repiquait sur différents milieux.

Besser diluait son anse de mucus dans de l'agar fluidifié au moment de s'en servir, puis de ce mélange faisait plusieurs dilutions par un procédé se rapprochant de celui que Veillon a employé pour l'examen bactériologique d'angines. On conçoit qu'il ait pu ainsi cultiver, puis isoler le pneumocoque pour l'inoculer à la souris alors que, sur les milieux et avec le mode d'ensemencement de Wright, ce micro-organisme ne devait pas pousser ou devait être gêné dans sa croissance par des

______

(1) Monari, *l. c.*, p. 287.

espèces plus vivaces, insuffisamment diluées par la méthode mise en usage.

L'insuffisance de la dose d'ensemencement peut expliquer un certain nombre d'examens négatifs.

Le mucus d'un nez normal ne contient pas autant de germes qu'on le croyait autrefois ; par suite, dans les examens bactériologiques qu'on en fait, l'ensemencement qui serait suffisant pour un liquide très riche en bactéries, tel que le mucus pathologique, ne l'est pas pour le mucus normal.

Les résultats de PIAGET peuvent s'expliquer sans doute, en partie, par une raison de ce genre, car cet auteur semble ne s'être servi que d'un simple fil de platine non recourbé en anse ; aussi voit-on, en parcourant ses observations, qu'il a pu ensemencer une culture de staphylocoque sur bouillon sans obtenir de nouvelle culture (1).

WRIGHT attribue également à un ensemencement insuffisant l'absence de culture qu'il a observée 6 fois sur 36 (il avait employé dans 5 de ces 6 cas une anse de platine microscopique).

3° ROLE DES CILS VIBRATILS DANS LA DÉFENSE DU NEZ

Avant de clore ce chapitre, je tiens à m'arrêter un instant sur un des moyens de défense du nez dont il est souvent question au cours des travaux qui ont fait l'objet de l'historique précédent ; je veux parler des cils vibratils et du balayage que ces cils, animés d'un mouvement incessant et rapide, peuvent exercer vis-à-vis des poussières

(1) PIAGET. — Thèse, 6me exp., p. 43.

inertes ou vivantes que l'air inspiré apporte à chaque
instant à la surface de la muqueuse nasale (1).

MM. Saint-Clair Thomson et Hewlett, dans l'article
déjà cité (2), reprenant l'expérience qui consiste à déposer des grains de charbon sur la muqueuse bucco-pharyngienne de la grenouille pour observer le jeu des cils
vibratils qui les entraîne le long de l'œsophage vers l'estomac, ont voulu se rendre compte de la rapidité avec
laquelle les cils vibratils charriaient les poussières placées à leur surface. Pour cela, ils ont mesuré la distance
parcourue par un fragment de liège mouillé sur la muqueuse de la grenouille en un temps donné; ils ont trouvé
que cette distance était de 25^{mm} par minute.

En ce qui touche le déploiement de forces dont sont
capables les cils vibratils, il nous suffira de rappeler les
expériences de Bowditch et de M. Mathias Duval consistant à détacher des fragments d'œsophage ou de pharynx
de grenouille que l'on applique sur une surface recouverte
de sérum artificiel, les cils vibratils tournés vers cette
surface. Ces fragments se mobilisent et sont capables d'en-

(1) Il est encore un mode de défense qui n'a rien de spécial au nez dont je
ne m'occuperai pas ; je veux parler de l'action réciproque que peuvent avoir
les micro-organismes les uns vis-à-vis des autres; un micro-organisme donné
pouvant nuire par sa virulence, sa végétation exubérante ou la qualité de ses
sécrétions, etc., au développement d'espèces microbiennes plus fragiles (concurrence vitale). Cf. à ce sujet : Hugenschmidt, *Ann. Inst. Pasteur*, 1896,
p. 504. C'est par la concurrence vitale qu'Hugenschmidt explique la destruction des bactéries introduites accidentellement dans un milieu ; pour lui,
les expériences de Menge, analogues pour le vagin à celles que Thomson et
Hewlett ont faites pour le nez, en sont un exemple. Si les microbes introduits artificiellement : le pyocyanique, le streptocoque, le staphylocoque, ne
tardent pas à disparaître complètement, c'est qu'il y a antagonisme entre
eux et les microbes vaginaux ordinaires. Si cette explication est la vraie, elle
vaut aussi pour les expériences de Thomson et il ne serait pas nécessaire
pour les expliquer de faire intervenir la phagocytose.

(2) *The Lancet*, 11 janvier, 1896.

traîner l'avant-train de la grenouille, d'après Bowditch. C'est à cette expérience que M. Mathias Duval a donné le nom imagé de « *limace artificielle* » (1).

Il ne faudrait cependant pas s'exagérer le rôle de ces cils, ni surtout les considérer comme un moyen de défense exclusif; indépendamment de l'action d'arrêt que certains liquides, tels que l'eau, certaines vapeurs telles que les vapeurs d'éther ou de chloroforme et surtout le froid, peuvent avoir sur ces mouvements, il importe de se rappeler que les cellules cylindriques à cils vibratils manquent normalement en un certain nombre de points de la muqueuse naso-pharyngienne; qu'en outre elles peuvent être remplacées sur toute sa surface dans certains cas pathologiques (rhinite atrophique dans laquelle l'épithélium devient pavimenteux stratifié).

Sans parler de la portion olfactive de la muqueuse nasale qui présente à l'état normal un épithélium cylindrique dépourvu de cils vibratils et de plateau, la partie la plus antérieure de la muqueuse respiratoire proprement dite (tête du cornet inférieur notamment) présente un épithélium pavimenteux stratifié (Zuckerkandl) (2) ; c'est également ce qu'a constaté Rémy sur la muqueuse nasale de suppliciés (3). Cette disposition serait due, pour cet auteur, au choc de l'air encore impur et plus ou moins

(1) On trouvera dans les ouvrages suivants des renseignements intéressants sur la physiologie des cils vibratils :

Beaunis. Traité de Physiologie, 3e édit. Paris, t. I, p. 502.

M. Duval. Précis d'histologie. Paris, 1897, p. 241 et passim; ou Cours de Physiologie, 8e édit., p. 272.

(2) Zuckerkandl. Anat. des fosses nasales. Trad. franç., 1895, t. I, p. 132.

(3) C. Rémy. Sur la membrane muqueuse des fosses nasales. Paris, Th. d'Agrég. 1878.

chargé de poussières sur la portion antérieure du cornet (communication orale); cette explication doit être la bonne, car elle répond à une loi générale (1) dont l'observation suivante de J. Renaut n'est sans doute qu'une nouvelle application.

Cet auteur (2), parlant de la structure de l'amygdale pharyngienne, rappelle que l'épithélium est cylindrique et cilié dans les anfractuosités seulement, offrant le plus souvent le type malpighien à la surface des plis. Sur les côtés de chaque pli existeraient des zones de transition entre les deux types d'épithélium.

Ainsi, tout en reconnaissant que les cils vibratils peuvent et doivent jouer un rôle considérable dans l'épuration du nez, le fait que le type d'épithélium auquel se rattache leur existence, n'est pas uniformément réparti sur toute la surface de la muqueuse, qu'il peut même manquer totalement dans certains cas (rhinite atrophique), devait déjà conduire à rechercher, à côté d'eux, d'autres moyens de défense.

Les conclusions que l'on est en droit de tirer logiquement des expériences récentes de MM. Thomson et Hewlett peuvent même faire émettre un doute complet sur le rôle protecteur des cils vibratils de la muqueuse nasale à l'égard des micro-organismes.

En effet, plusieurs expériences instituées par ces auteurs, en vue de constater directement chez l'homme le transport des micro-organismes par les cils vibratils, ne

(1) La loi qui veut qu'un frottement ou heurt répété s'exerçant à la surface d'un épithélium cylindrique le transforme peu à peu en épithélium pavimenteux stratifié.

(2) J. Renaut, Traité d'histologie pratique, Paris, 1897, fascicule III, p. 483 et passim.

permirent pas cette constatation ; ces expériences consistaient (cf. plus haut, p. 20) à déposer en un point déterminé de la muqueuse une notable quantité de culture de bacillus prodigiosus, puis à reprendre de 1/4 d'heure en 1/4 d'heure des parcelles de mucus, ainsi mêlé de culture, à ce niveau, pour faire des ensemencements successifs et observer ce qui se passerait.

Les auteurs de cette expérience, répétée 4 fois, ne purent jamais, pendant les deux ou trois heures durant lesquelles ils observèrent le nez ainsi mis en expérience, obtenir de cultures sur les milieux ensemencés avec des prises faites *à l'entour du point inoculé*, alors qu'ils constataient la pauvreté de plus en plus grande des cultures provenant de celles qu'ils faisaient au niveau même du point d'inoculation ; ces dernières prises ne donnaient plus de culture moins de deux heures après l'inoculation.

Ces expériences bien conduites nous paraissent poser un fort point d'interrogation sur le rôle des cils vibratils vis-à-vis des micro-organismes.

RELEVÉ DES PRINCIPAUX MICRO-ORGANISMES SIGNALÉS DANS LE NEZ NORMAL AVANT L'ANNÉE 1895.

Pneumocoque Friedlaender probablement pneumocoque Talamon-Fraenkel.	Thost, 1886.
Staphylocoque pyogène et autres microcoques.	Strauch, 1887.
Pneumocoque Talamon-Fraenkel.	Netter, 1888.
Micrococcus liquefaciens albus, 22 fois parmi 13 variétés microbiennes.	Besser, 1889. 1re série de 30 examens.
Staphylocoque pyogène, 14 fois. Pneumocoque Talamon-Fraenkel, 14 fois. Streptocoque pyogène, 7 fois. Pneumobacille Friedlaender, 2 fois.	Id. 2e série — examen de 57 adultes.
Staphylocoque pyogène, 6 fois. Micrococcus cereus flavus, 1 fois. Micrococcus tetragonus et 6 autres variétés microbiennes saprophytes ou pathogènes.	J. Wright, 1889. 10 examens.
Micrococcus tetragonus. Staphylocoque. Streptocoque et autres espèces non déterminées.	Deletti, 1894 3 examens.
Bacille de la tuberculose, 11 fois.	Straus, 1894. 45 examens.

INTERVALLE 1895-1896

Thomson et Hewlett (1895) opposent la flore du vestibule à celle des fosses nasales et n'obtiennent que 12 ensemencements positifs sur 76, en prélevant le mucus au delà du vestibule.

Piaget (1896), faisant des prises au voisinage de l'extrémité postérieure du cornet inférieur, à l'aide du spéculum de Zaufal, n'obtient que des ensemencements négatifs 10 fois; les prises faites plus en avant, dans la région moyenne du nez, donnent des cultures peu abondantes (2 fois sur 4 examens).

Sur 33 examens faits après lavage du vestibule à l'eau bouillie, en employant la méthode de Thomson et Hewlett, 9 ensemencements seulement donnent lieu au développement de colonies microbiennes.

En revanche Piaget, faisant des prises aseptiques do mucus nasal par la base du crâne d'animaux récemment sacrifiés, obtient 23 cultures positives sur 38.

RELEVÉ DES PRINCIPAUX MICRO-ORGANISMES SIGNALÉS DANS LE NEZ NORMAL DEPUIS 1896.

(Suite du tableau précédent)

Sarcina alba ou lutea presque constante. Micrococcus liquefaciens albus presque constant, et trois autres variétés microbiennes.	G. Fermi, et A. Bret- schneider, 1896. 28 examens.
Antisepsie du vestibule, ensemencements néan- moins positifs.	Klemperer, 1896.

Bacterium coli.
Staphylocoque pyogène.
Pneumobacille Friedlaender.
Pneumocoque Fraenkel.
Streptocoque,
    et deux autres variétés pathogènes et variétés
    non pathogènes.
	Malato, 1897.
	38 examens.

Trente ensemencements positifs, obtenus en rasant
    les poils du vestibule et en se servant d'un spé-
    culum stérilisé pour faire les prises.
Ensemencements également positifs en prélevant
    le mucus par la base du crâne d'animaux ré-
    cemment sacrifiés.
	Park et Wright,
	1897.
	30 examens.

Staphylocoque pyogène. Pneumocoque Talamon-Fraenkel. Streptocoque. Sarcina alba ou aurantiaca. Micrococcus flavus liquefaciens. Bacille pseudo-diphtérique.	C. Monari, 1898. 3 séries d'examens.
Méningocoque intracellulaire de Weichselbaum. Bacille pseudo-diphtérique 18 fois.	A. Schiff, 1898. H. Richardière, et Tollemer, 1899, 22 examens.

Staphylocoque pyogène, 2 fois.
Staphylococcus luteus, saprophyte, 1 fois.
Streptocoque ou pneumocoque, 1 fois.
Pneumocoque?   1 fois.
Mucus recueilli dans la région moyenne des fosses
    nasales avec le spéculum de Zaufal (Cf. obs. I,
    II, III, IV, p. 50 et passim du présent travail.)
	P. Viollet, 1899.
	4 examens

CHAPITRE III

Quelques recherches sur la flore du nez normal. Expériences sur le rôle du mucus nasal.

J'ai fait moi-même quelques examens de mucus provenant de nez normaux, en me servant d'un spéculum de Zaufal stérilisé, introduit dans un spéculum du nez ordinaire, pour éviter le contact du vestibule et des vibrisses; j'ai ainsi recueilli du mucus nasal dans les régions moyennes du nez (centre du méat moyen ou milieu des cornets inférieurs ou moyens); j'ai isolé dans chacun des quatre cas examinés par moi un microbe pathogène ou saprophyte : staphylocoque pyogène, staphylococcus luteus, streptocoque ou pneumocoque ? (Voir les observations à la fin de ce chapitre).

J'ai par conséquent toujours trouvé des germes dans les fosses nasales normales que j'ai examinées. Cependant je dois convenir que le mucus ainsi ensemencé ne contenait qu'une ou deux espèces microbiennes, tout au plus. Ainsi mes examens sont d'accord avec ceux de Park et Wright, et mes conclusions seront les leurs :

« On trouve constamment un plus ou moins grand nombre de bactéries dans les fosses nasales. Cependant il est juste de reconnaître que le mucus nasal n'est pas aussi riche en microbes qu'on l'avait primitivement admis a priori (1) ».

Je n'ai pas fait d'expériences personnelles pour apprécier l'action du mucus normal sur les bactéries ; les expériences de Thomson et Hewlett, Park et Wright, Malato, C. Monari m'ont paru suffisamment concordantes (2) : en revanche, j'ai, à deux reprises différentes, constaté l'absence complète d'action bactéricide du mucus nasal sur des échantillons provenant de nez dont la muqueuse était hypertrophiée. Dans un de ces cas (voir plus loin, p. 54) j'ai pu constater le développement d'un bacille diphtérique laissé 17 heures à l'étuve (37°) au contact du mucus ; dans l'autre, expérimentant avec la bactéridie charbonneuse, comme l'avaient fait MM. Wurtz et Lermoyez, j'ai constaté que, si elle ne se développait pas aussi volontiers dans ce mucus que dans le bouillon, elle s'y conservait cependant assez bien pour que le mucus, ainsi contaminé longtemps avant d'être inoculé et laissé 24 heures à l'étuve (37°) après cette contamination, puisse encore tuer la souris rapidement (exp. I et II, pp. 52 et 55).

(1) Park et Wright. Conclusions de leurs recherches de 1897 (voir plus haut).

(2) J'ai dit plus haut ce qu'il fallait penser des recherches contradictoires de Wurtz, Lermoyez et Piaget

RÉSULTAT DES EXPÉRIENCES FAITES EN VUE DE VÉRIFIER LES PROPRIÉTÉS BACTÉRICIDES DU MUCUS NASAL

1re Expérience (détails, p. 52). — Examen comparatif du contenu microbien du mucus nasal frais, en nombre et en virulence, avant et après un séjour de 17 heures à l'étuve (37°).

	1° Examen direct du mucus et des cultures.	2° Inoculation d'une dose égale de mucus sous la peau de souris blanches.
1° Mucus nasal frais.	Pneumocoque, staphylocoque. Bacille diphtérique dans le mucus seulement.	Mort au bout de 20 h $\frac{1}{2}$ de pneumococcie.
2° Mucus ayant séjourné à l'étuve.	Pneumocoque, staphylocoque. Bacille diphtérique en grande abondance dans les cultures et le mucus.	— Id. au bout de 21 h. $\frac{1}{2}$ (la souris pesait 1 gr. de moins que l'autre, 12 gr. au lieu de 13).

2e Expérience (détails, p. 55). — Examen comparatif au point de vue de la richesse et de la virulence, de cultures obtenues par ensemencement d'une quantité égale de bactéridie charbonneuse sur mucus nasal stérilisé par la méthode de TYNDALL et sur bouillon stérilisé, pris en quantité égale. Séjour de même durée à l'étuve (37°).

	1° Examen direct des cultures après un séjour de 24 h. à l'étuve.	2° Inoculations sous la peau de souris blanches de même poids	
		d'une anse (öse) de chaque culture après un séjour de 24 h. à l'étuve.	de $\frac{1}{2}$ de C.C. des mêmes cultures ayant séjourné 6 jours à l'étuve aux mêmes souris.
1° Culture sur mucus nasal stérilisé par la méthode de Tyndall.	Rares bacilles	Aucun accident	Mort de la souris au bout de 7 jours.
2° Culture sur bouillon stérilisé.	Bacilles abondants	Abcès au point d'inoculation	Mort au bout de 4 jours.

La conclusion de cette première partie de ma thèse est que ni les cils vibratils, ni même le mucus nasal ne suffisent à expliquer la disparition des germes introduits dans le nez; or, il n'est pas douteux que l'air qui traverse les fosses nasales n'y subisse une épuration très réelle (expérience Thomson et Hewlett, citée p. 20) et que, si le nez contient des germes, leur nombre n'aille en s'atténuant dans de très notables proportions du vestibule au pharynx.

J'ai déjà fait remarquer que les plus fermes croyants de l'asepsie normale du nez, MM. Thomson et Hewlett, ont dénié au mucus nasal toute action bactéricide; il ressort également de l'exposé que j'ai fait de leurs recherches sur le transport des micro-organismes par les cils vibratils que ces auteurs ont bien vu la disparition rapide des germes sur place, mais qu'ils n'ont pu constater leur transport, ce qui peut faire supposer que ce transport n'a pas lieu et qu'il existe d'autres moyens de défense pouvant expliquer cette destruction sur place, notamment la leucocytose nasale.

C'est par l'étude de la phagocytose que MM. Thomson et Hewlett auraient compris sans doute la disparition qu'ils constataient, sans pouvoir se l'expliquer, des bacilles projetés en grand nombre à la surface de la muqueuse nasale.

C'est sans doute aussi dans la propriété phagocytaire des leucocytes que C. Monari aurait trouvé la *propriété cachée* qu'il supposait s'opposer à la reproduction des germes (voir p. 26).

C'est à la recherche de cet *inconnu* que je me suis surtout attaché dans ce travail.

OBSERVATION I. — Présence de microbes dans les fosses nasales à l'état normal ; pneumocoque?

Edmond D. — 15 ans, vient consulter pour les yeux, nez normal, propre, mai 1898.

Examen bactériologique. — L'examen direct du mucus nasal ne permet pas de déceler la présence de micro-organismes d'une façon bien nette ; un ensemencement sur sérum de lapin jeune montre la présence de diplocoques lancéolés, à pointe mousse, sans auréole nette, groupés en amas, ainsi que des chaînettes courtes et droites sans pelotonnements d'aucune sorte. L'inoculation sous-cutanée à la souris d'un 1/4 de centimètre cube d'une seconde culture, âgée de 4 jours, sur sérum repiqué de la première au bout de 48 heures par le procédé Bezançon-Griffon, provoque le lendemain un avortement ; mais la souris survit encore 18 jours après.

Il est possible, bien que la souris ne soit pas morte, que j'aie eu affaire au pneumocoque dans le cas particulier, l'inoculation ayant été faite avec une culture un peu âgée, mais je ne puis l'affirmer.

N. B. — Je ne me suis pas servi, dans ce premier cas comme dans les trois autres, de spéculums pour éviter les contaminations du vestibule ; les résultats en sont par suite moins sûrs.

OBSERVATION II. — Présence de microbes dans les fosses nasales à l'état normal : staphylocoque, streptocoque ou pneumocoque.

Femme de 60 ans, venue à l'hôpital pour consulter le dentiste qui ne constate aucune carie dentaire ; mais seulement un certain degré de déchaussement des dents ; octobre 1898.

La femme est bien portante ; son nez est normal. Je prélève à l'aide d'une pipette stérilisée une certaine quantité de muco-pus accumulé dans un des méats moyens après avoir coupé les vibrisses aux ciseaux ; je me suis servi du spéculum de ZAUFAL.

Examen bactériologique. — L'examen direct du mucus me révèle la présence de diplocoques encapsulés à grains arrondis ou un peu allongés, gardant le gram, formant de très courtes chaînettes de deux ou trois diplocoques. Ce diplocoque est ensemencé sur gélose et bouillon, sérum de lapin jeune et gélatine : sur gélose et bouillon,

il donne de courtes chaînettes de 9 à 10 diplocoques; on n'en rencontre pas de si longues dans les examens de colonies poussées sur
sérum de lapin jeune. La culture sur gélose se présente sous forme
de gouttes de rosée très fines; le bouillon présente de légers flocons
qui le troublent en partie (aspect d'un précipité léger d'albumine
dans l'urine). Jusqu'ici, l'examen devait faire penser au pneumocoque, mais l'inoculation sous-cutanée à la souris de 1 cent. cube d'une
culture sur bouillon, vieille de 48 heures, repiquée d'une culture sur
gélose de 24 heures, étant restée sans résultat, ainsi qu'une seconde
inoculation pratiquée avec une culture sur sérum de lapin jeune,
il était permis d'avoir des doutes; il pouvait s'agir de streptocoque.

M. NETTER, qui a eu l'extrême obligeance d'examiner les cultures
et les préparations de ce cas particulier, était porté par l'ensemble des
caractères du micro-organisme en question à en faire du streptocoque;
la forme lancéolée ne se retrouvait pas dans les cultures sur sérum
de lapin jeune, ce qui est un caractère assez ordinaire du pneumocoque; néanmoins, c'est un caractère auquel on ne peut se fier
absolument et il est possible, me disait M. NETTER, qu'il se soit agi
du pneumocoque; les inoculations à la souris ou intra-veineuses au
lapin manquaient pour trancher le différend, car il existe des variétés
de pneumocoque qui ne tuent pas la souris en simple inoculation
sous-cutanée (NETTER).

J'ai relevé également dans ce cas, sur la culture princeps obtenue
sur gélose, une colonie de staphylocoques.

OBSERVATION III. — **Présence de microbes dans les fosses nasales
à l'état normal ; staphylocoque.**

Homme de 79 ans, parfaitement sain, nez normal pour lequel il
n'a jamais consulté, accompagne un malade qui vient consulter à
l'hôpital; octobre 1898.

Je recueillis le mucus dans la portion moyenne du nez avec une
anse de platine bien pleine, en prenant soin de couper au préalable
les vibrisses et de garantir la prise du contact du vestibule à l'aide du
long spéculum tubulaire stérilisé de ZAUFAL.

Examen bactériologique. — Des cultures sur bouillon, gélose et
gélatine me révèlent la présence du staphylocoque, qui a pris la
coloration du staphylocoque doré le plus typique, en vieillissant.

L'inoculation sous-cutanée à un lapin de 2 centimètres cubes d'une culture sur bouillon de 72 heures, repiqué de gélose, ne détermine ni abcès local ni retentissement général (lapin observé six mois).

OBSERVATION IV. — **Présence de microbes dans les fosses nasales à l'état normal : staphylococcus luteus**

Adrienne D..., 18 ans, vient consulter pour les yeux (traumatisme ancien cicatrisé), décembre 1898.

La personne dont il s'agit n'était pas exposée aux poussières d'atelier ou d'hôpital ; elle était parfaitement bien portante et n'avait jamais eu besoin de consulter pour le nez, la gorge ou les oreilles; son nez était parfaitement propre; les cornets inférieurs étaient très développés, la muqueuse n'en est pas hypertrophiée; cette jeune fille m'affirme du reste qu'elle respire parfaitement par le nez.

Le mucus que je retire en petite quantité avec une anse de platine en éliminant aussi complètement que possible les chances d'erreurs provenant du vestibule à l'aide d'un double spéculum nasi et auri stérilisés et placés l'un dans l'autre de façon à protéger le 1/3 antérieur du nez environ.

C'est un mucus clair et filant que nous prenons au niveau du tiers moyen du cornet moyen et de la portion correspondante de la cloison.

Examen histologique. — L'examen direct du mucus me révèle la présence d'un certain nombre de leucocytes à noyau polymorphe et de cellules épithéliales à cils vibratils desquamées. Pas de bactéries.

Examen bactériologique. — Un tube de bouillon ensemencé avec une anse de platine pleine me donne en trois jours une culture qui, repiquée sur gélose et gélatine, redonne des cultures pures que le Dr MESLAY me dit être des cultures de staphylococcus luteus, saprophyte de la peau et des muqueuses.

EXPÉRIENCE I. — **Absence de propriétés bactéricides du mucus nasal.**

Ayant dissocié, dans 1 centimètre cube de bouillon, gros comme un pois de muco-pus nasal que j'avais recueilli en abondance dans une pipette stérile, j'inocule ce mélange sous la peau d'une souris à 6 h. 1/2 du soir, le 9 novembre. J'ensemence en outre la surface ramollie momentanément d'un tube de gélose avec une petite anse (öse) de mucus.

Une autre petite anse de mucus me sert à ensemencer par la méthode employée par M. Veillon pour ses examens de gorge (technique un peu modifiée), trois tubes de gélose ramollie momentanément au moment de s'en servir.

Je fais en outre deux frottis de muco-pus sur lamelles pour l'examen direct.

La pipette est refermée à la lampe (extrémité effilée), coiffée d'un doigt de gant en caoutchouc, bien adhérent, à son extrémité ouverte et mise à l'étuve à 37°.

Le 10 novembre, le muco-pus, qui est resté 17 heures à l'étuve à 37° dans cette pipette, s'est séparé en deux couches : l'une inférieure, opaque, épaisse, sorte de coagulum, de précipité grumeleux jaune, couleur de pus, surmonté d'une couche de sérosité citrine assez abondante.

Le 10 novembre, à 11 h. 1/2 du matin, j'inocule sous la peau d'une seconde souris une quantité aussi égale que possible de ce mucus (qui a séjourné à l'étuve) à celle du mucus frais que j'avais inoculé la veille.

Je fis avec ce mucus des ensemencements sur gélose et des frottis sur lamelles identiques à ceux que j'avais faits la veille avec le mucus frais.

Le même jour, à 3 h., la 1re souris, pesant 12 gr., est trouvée morte ; à 4 h., j'ensemence le sang du cœur ; je fais un frottis de pulpe de rate qui ne me révèle rien de bien positif.

Mais le lendemain le sang du cœur ensemencé sur bouillon me donnait une culture pure, constituée par de longues chaînettes droites gardant le gram, composées de diplocoques ou coccus ovalaires, sans qu'il soit possible d'y voir de véritables conglomérats.

La 2e souris, pesant 13 gr., meurt le 11 à 9 h. ; 21 h. 1/2 après l'inoculation ; la première était morte en 20 h. 1/2 environ ; cette minime différence est compensée par une différence de poids de 1 gramme en faveur de la seconde.

Le frottis de rate ne me permet pas d'être affirmatif ; en revanche, le sang du cœur me donne le 12 novembre de nombreuses chaînettes de 8 à 12 coccus.

Examen bactériologique du mucus. — L'examen direct permet de constater la présence de diplocoques bilancéolés, entourés d'une large auréole claire, en si grand nombre qu'il semble s'agir d'une culture pure de pneumocoque ; ces micro-organismes sont en majorité extracellulaires; quelques-uns cependant sont situés à l'intérieur des leucocytes et parfois en certain nombre; les leucocytes ont un noyau très découpé. Je remarque en outre la présence de très rares bacilles ressemblant au bacille de la diphtérie.

Le mucus réexaminé après un séjour à l'étuve à 37° de 17 heures offre un aspect tout à fait analogue. Si on compare les préparations de ce mucus avec celles du mucus frais, on s'aperçoit que le nombre des leucocytes, par rapport à celui des micro-organismes, est sensiblement le même dans les deux préparations. Une préparation de ce mucus coloré d'une façon intensive par le violet de gentiane nous montre la présence d'un assez grand nombre de bacilles gardant le gram. Il s'agit sans doute là d'un bacille pseudo-diphtérique.

Cultures. — Le mucus ensemencé par dilutions sur plusieurs tubes de gélose, avant et après le séjour à l'étuve, donne des cultures tout à fait comparables en gouttes de rosée réparties sur toute la surface de la gélose; sur quelques tubes, il existe des cultures concomittantes de staphylocoque en des points limités dans les deux séries d'ensemencements.

L'examen de ces cultures révèle dans les deux cas la présence de courtes chaînettes de cocci que l'on retrouve dans des cultures sur bouillon, indépendamment des amas de staphylocoques.

Mais de plus des frottis, faits avec les colonies poussées à la surface de la gélose ensemencée avec le mucus ayant séjourné à l'étuve, donnent des amas de bacilles dont la forme, les dimensions, le mode de groupement, rappellent tout à fait ceux du bacille de la diphtérie. La culture contient ces bacilles en grande abondance et ce fait est d'autant plus remarquable que je n'avais pas relevé sa présence sur les cultures similaires obtenues avec le mucus frais. Le séjour à l'étuve paraît avoir singulièrement développé la reproduction de ce bacille que j'ai obtenu en culture presque pure sur bouillon. L'inoculation sous-cutanée de 1 centimètre cube de cette culture à un cobaye n'a déterminé qu'un malaise momentané, deux ou trois jours après l'inoculation; la semaine suivante, le cobaye a fait un avortement et est mort de septicémie (staphylococcie) due à une contamination de voisinage; un lapin placé dans une cage voisine présentait un large abcès suppuré ouvert, résultat d'une staphylococcie expérimentale.

Les dimensions du bacille en question que son absence de viru-

lence permettent de considérer comme un bacille pseudo-diphtérique étaient celles du bacille diphtérique moyen (MESLAY).

Les données de l'examen direct jointes aux résultats de l'inoculation à la souris qui est tuée à deux reprises différentes en moins de
24 heures et dont le sang donne sur bouillon des cultures où on ne
trouve pas de chaînettes pelotonnées en conglomérats, mais seulement des chaînettes droites (caractères que NETTER attribue au
pneumocoque), me porte à croire que j'avais affaire, dans le cas
particulier, au pneumocoque joint au staphylocoque et au bacille
pseudo-diphtérique.

EXPÉRIENCE II. — Absence de propriétés bactéricides du mucus nasal.

Le mucus qui sert à l'expérience a été recueilli, chez une jeune
fille, dans un nez dont la muqueuse hypertrophiée a déjà été cau-
térisée à plusieurs reprises quelques semaines auparavant. C'est un
mucus épais, jaune verdâtre, que j'ai recueilli avec une pipette;
cette pipette une fois fermée à la lampe, j'ai stérilisé ce mucus dans
l'appareil de TYNDALL par un séjour d'une heure à 60°, répété deux
fois à 24 heures d'intervalle.

Ce mucus ainsi traité s'est clarifié dans sa moitié supérieure tandis que sa moitié inférieure forme une sorte de dépôt qui se résout
par la moindre agitation. Ensemencé sur bouillon, il ne donne pas
de culture appréciable (tube laissé 19 jours à l'étuve à 37°).

Le mucus contenu dans la pipette ainsi rouverte est ensemencé
largement avec une culture fraîche de charbon; il en est de même
d'une pipette contenant une quantité de bouillon égale à celle du
mucus; puis les deux pipettes ainsi ensemencées sont fermées avec
de la ouate stérilisée, encapuchonnées de caoutchouc et placées pendant 24 heures à l'étuve à 37°.

Au bout de ce temps, je pratique un examen comparé des deux
cultures par frottis d'une égale quantité de bouillon et de mucus.
La culture sur bouillon est riche en bacilles; ils s'y présentent en
véritables amas, formant des chaînettes de 5 ou 6 articles; dans le
mucus au contraire je n'en trouve que 2 ou 3 isolés. Dès ce moment
je me suis demandé si les rares bacilles qui se trouvaient dans le
mucus ne provenaient pas de l'ensemencement même que j'avais

fait abondant, le mucus pouvant ne pas avoir d'action bactéricide réelle, mais empêcher les cultures de se développer.

L'inoculation d'une anse de platine de chacune de ces cultures sur bouillon et sur mucus, diluée dans du bouillon stérile, sous la peau de deux souris blanches de même taille, ne détermine d'abcès local au point d'inoculation que chez la souris inoculée avec le bouillon.

Les souris n'étant pas mortes au bout de 6 jours, je leur réinoculai respectivement le reste du contenu des pipettes (environ 1/3 de centimètre cube) qui étaient restées ainsi 7 jours à l'étuve à 37° (le bouillon s'était couvert d'un épais voile et se troublait uniformément par agitation, le mucus avait conservé son aspect du premier jour).

— Quatro jours après, mort de la souris inoculée avec le charbon cultivé sur bouillon (poids 14 gr.).

— Sept jours après, mort de la souris inoculée avec le mucus charbonneux (même poids).

Inutile de dire que les frottis de rate et les ensemencements du sang ont redonné le charbon.

DEUXIÈME PARTIE

RECHERCHES SUR LA
LEUCOCYTOSE ET LA PHAGOCYTOSE NASALES

Préambule

De l'exposé historique fait en tête de ce travail, il résulte que l'air qui traverse les fosses nasales est presque complètement purifié au point de vue microbien, et que, d'autre part, ni les mouvements des cils vibratils, ni les propriétés du mucus considéré en lui-même, indépendamment de ses éléments, ne sont capables d'expliquer comment ce travail de purification a pu se faire. Il fallait donc chercher d'un autre côté cette explication.

La phagocytose et les propriétés actives des leucocytes contenus dans le mucus nasal m'ont paru pouvoir la donner; plusieurs travaux se rattachant à cette étude semblaient l'indiquer.

Tout d'abord, les conclusions du travail d'HUGENSCHMIDT sur la salive confirmaient celles que je viens de donner pour le mucus nasal. Cet auteur (1), après s'être assuré, par de nombreuses expériences, de l'incapacité pour la salive filtrée de détruire les germes, avait montré expérimentalement, par l'étude de ses propriétés chimiotactiques, qu'elle exerçait une sorte d'attraction sur les globules blancs, et que les leucocytes qui se trouvent à la surface

(1) *Ann. Institut Pasteur*, 1896, nº 10, p. 545. Travail du laboratoire de M. METCHNIKOFF.

d'une plaie, produite artificiellement dans la bouche, englobent toutes les variétés bactériennes existant dans la cavité buccale; il avait même réussi à rendre manifeste, *in vitro*, la possibilité de l'englobement des différents micro-organismes de la bouche par les leucocytes d'un même animal ou de l'homme; il avait, en outre, attiré l'attention sur le rôle des cellules épithéliales elles-mêmes dont le renouvellement incessant contribue, en entraînant les innombrables bactéries dont elles sont tapissées à leur surface, chargées dans leurs interstices, parfois même pénétrées dans leur intérieur, à défendre l'épithélium buccal contre l'envahissement microbien. Il était indiqué de faire pour le mucus des recherches parallèles à celles d'HUGENSCHMIDT, d'autant plus qu'aucun des auteurs qui s'étaient spécialement occupés du mucus nasal ou de la défense du nez ne paraissait s'être beaucoup préoccupé du rôle des leucocytes et de la phagocytose dans le mucus :

THOMSON et HEWLETT se sont bornés à dire, en terminant un des articles dont j'ai plusieurs fois parlé, que la phagocytose avait joué un rôle dans le travail de destruction des micro-organismes, tout en estimant que ce rôle devait être peu étendu, car ils n'avaient trouvé qu'une fois des leucocytes contenant des bactéries (1); ils ne paraissent pas avoir beaucoup cherché dans cette direction. Quant à PIAGET, il exprime franchement le regret, dans ses conclusions, de n'avoir pas fait de recherches dans ce sens (2). Ce sont les deux seuls travaux sur la défense du nez qui en fassent mention à ma connaissance.

(1) THOMSON et HEWLETT, The fate of micro-org. in inspired air. *The Lancet*, 11 janvier, 1896, p. 7.
(2) PIAGET, Thèse, p. 52.

C. Monari (1) n'en parle pas, mais il la soupçonne quand il parle d'une propriété inconnue de l'épithélium nasal qui empêche la reproduction des germes.

Malato Calvino (2) rattache également l'action bactéricide qui se manifeste dans les fosses nasales d'une manière si énergique à une propriété de l'épithélium qu'il ne spécifie pas.

Renaut, de Lyon, est, à ma connaissance, le seul auteur qui parle positivement des propriétés phagocytaires des leucocytes du mucus nasal.

Cet auteur, qui, dès 1883, attirait l'attention sur la présence des cellules lymphatiques dans l'épaisseur de l'ectoderme cilié des fosses nasales et du pharynx, dit textuellement (*Traité d'Histologie pratique*, t. II), à propos de l'épithélium nasal : « Les innombrables globules blancs qui émigrent dans le mucus, au niveau des zones d'infiltration lymphatique, abordent ensuite facilement les poussières microbiennes captées par le mucus pour leur faire éprouver l'action phagocytaire. »

Là se bornent les quelques mentions que j'ai recueillies de la phagocytose dans le mucus nasal; plusieurs travaux publiés sur la structure de cette muqueuse, de son épithélium et du mucus qui la recouvre pouvaient cependant faire soupçonner cette propriété.

(1) Monari, *l. c.*, cf. p. 25, note 1.
(2) Malato Calvino, *l. c.*, cf. p. 27, note 2.

CHAPITRE PREMIER

Préliminaires anatomiques

L'existence de leucocytes dans le mucus nasal est signalée par Ch. Robin, dès 1874 (1) ; ils étaient connus avant lui, sous le nom de globes muqueux. Ces leucocytes proviennent des couches sous-épithéliales de la muqueuse ainsi qu'en témoignent les coupes de M. Chatellier, dont je donne une reproduction fort imparfaite à la fin de ce travail (fig. 2 et 3, pl. II).

L'exode des leucocytes à travers la membrane basale de l'épithélium est remarquablement mis en évidence sur ces coupes où ils se présentent déformés, étranglés, étirés dans divers sens par l'espèce de laminage qu'ils sont obligés de subir pour franchir cette membrane (fig. 3). Ce passage paraît devoir être facilité par l'existence d'un système de fins canalicules anastomosés en réseau que l'on constate dans l'épaisseur de la membrane basale. Ils ont été signalés pour la première fois par M. Chatellier, en 1887 (2). Ces canalicules perforants de la membrane

(1) Cf. Ch. Robin. Leçons sur les humeurs, Paris, 1874, pp. 526 et suivantes. — Art. Muqueux (tissu) et Leucocytes du *Dictionnaire encyclopédique* de Dechambre, du même auteur.

(2) Communication à la Soc. Anatomique, séance du 22 avril 1887 ; ce travail a été publié dans les Annales des maladies de l'oreille de M. Gouguenheim, en juin 1887, pp. 233 et passim. On trouvera dans ce travail un dessin de M. Benoît, préparateur d'histologie à la Faculté, qui rappelle tout à fait le mien. L'analogie de ces dessins, reproduisant des préparations différentes, est certainement frappante et exclut toute part de suggestion possible de la part de l'observateur.

Les recherches d'Axel Key et Retzius (Studien in der Anat. des Nervensystems und des Bindegewebes. Stockholm, 1875, 2 vol. avec atlas)

basale font communiquer les espaces lymphatiques du chorion avec les interstices qui séparent les cellules constituantes de l'épithélium (fig. 2).

Ces canalicules renferment en certains points des globules blancs (cf. b., fig. 2, pl. II) ; ils servent évidemment de lieu de passage ; comme « ils ne présentent pas de paroi propre et qu'ils semblent creusés à même dans la sub-

sur les lymphatiques de la muqueuse nasale, publiées en 1875, plaidaient déjà en faveur de la libre communication des vaisseaux lymphatiques avec les espaces plasmatiques de la muqueuse. Ces auteurs ont, en effet, constaté, au cours des injections qu'ils ont pratiquées du système lymphatique de la muqueuse nasale en vue de rechercher ses communications avec les espaces sous-arachnoïdiens, que les vaisseaux lymphatiques du chorion, indépendants des gaînes du nerf olfactif, se résolvaient, en quantité de points, en un fin réseau qui se ramifiait dans l'épithélium à travers la membrane basale. D'après les figures (pl. 38, fig. 2 et 4) des coupes histologiques de la muqueuse ainsi injectée que donnent ces auteurs, il semble bien que les pénétrations de l'épithélium par l'injection n'aient pas pu résulter d'une rupture des vaisseaux lymphatiques provoquée par l'injection.

Axel Key et Retzius n'hésitent pas à donner ces résultats comme un nouvel exemple d'une communication directe des vaisseaux lymphatiques du chorion et des espaces plasmatiques (saftbahnen, spaltenräume) de l'épithélium. Il n'y aurait là qu'un exemple nouveau d'un fait général enseigné par Ludwig et Recklinghausen et démontré par C. Loven pour la muqueuse de l'estomac (Loven, Nord. med. Arkw. t. V, n. 26, 1873).

Il était intéressant de rapprocher le résultat des recherches d'Axel Key et Retzius de celui auquel est arrivé M. Chatellier par des méthodes toutes différentes.

Ces résultats ne sont pas en désaccord avec la conclusion des récents travaux de M. Ranvier sur l'origine des lymphatiques.

En effet M. Ranvier est arrivé à la conclusion que les lymphatiques forment un système fermé terminé en cul-de-sac et développé à la façon des glandes, il ne nie pas les communications de ce système avec les espaces conjonctifs, communications qui existent réellement, mais seraient, dans son hypothèse actuelle, secondaires (Ranvier, Morphologie et développement des vaisseaux lymphatiques chez les mammifères. Archiv. d'anat. microscopique, 1896).

Sans chercher à trancher la question, encore à l'étude, de la terminaison des lymphatiques, il était intéressant de montrer les rapports intimes qu' existent entre les lymphatiques du dermo muqueux et les espaces de l'épithélium ; car, s'il n'est pas encore absolument démontré qu'il y ait communication directe, la diapédèse se fait si facilement à travers les cellules qui constituent la paroi des capillaires lymphatiques, que la question de sa-

stance amorphe qui constitue la membrane basale » (CHA-
TELLIER), on peut se demander s'ils ne constituent pas
simplement une trace, un moment persistante, de ce passage, l'activité amiboïde des globules blancs rendant très
admissible le travail de perforation et de vrille nécessité
par le passage à travers une membrane non perforée au
préalable. On s'expliquerait ainsi que M. CHATELLIER
n'ait jamais pu rencontrer sur une muqueuse saine les
canalicules qu'il a décrits sur la muqueuse hypertrophiée.

La possibilité pour les leucocytes de perforer des membranes se déduit de la faculté qu'on leur attribue générale-
lement de traverser des cellules épithéliales de part en
part (cf. par ex. J. RENAUT), (1); il est vrai que M. CHA-
TELLIER dit n'avoir jamais observé sur la muqueuse nasale
les canalicules des cellules épithéliales décrits dans l'intestin par cet auteur. Le professeur RENAUT ne mentionne
du reste cette particularité dans son nouveau traité d'Histologie que pour la surface des plis de l'amygdale pharyngienne, là où les éléments de l'épithélium appartenant
au type malpighien sont solidement unis par leurs poin-
tes de SCHULTZE ; partout ailleurs les cellules de l'épithélium nasal étant à peine unies entre elles sur leurs faces
latérales par un ciment semi-liquide, suivant cet auteur,
la voie serait pour ainsi dire libre aux éléments migra-
teurs doués de mouvements amiboïdes qui ont franchi la
membrane basale de l'épithélium.

voir si ces capillaires sont ouverts ou fermés, perd beaucoup de son intérêt,
ainsi que le fait remarquer M. MATHIAS DUVAL (Histologie, p. 742).

(1) Cf. J. RENAUT. Art. Dermatoses du *Dict. encyclopédique* de Dechambre, 1883, t. XXVIII, p. 192, et Traité d'histologie pratique. Paris,
1897, t. II, p. 539.

Il importe peu, du reste, au point de vue auquel je me place, que les canalicules de la membrane basale soient préformés ou résultent d'un travail effectif des globules blancs, pourvu que la démonstration de leur passage à travers cette membrane soit irréfutable. Or, les coupes du genre de celles que je figure, d'après une préparation de M. CHATELLIER (fig. 3, pl. II), me paraissent la donner complètement : on y remarque notamment des leucocytes dont l'une des extrémités est encore étranglée dans l'épaisseur de la membrane, tandis que l'autre, qui vient de franchir sa face externe, s'étale déjà à sa surface (b, fig. 3) (1).

Il me paraît difficile, avec des figures de ce genre, de nier la réalité du passage des leucocytes à travers la membrane basale. Évidemment ces leucocytes proviennent de plans sous-jacents à cette membrane; sortis par diapédèse des capillaires, ils séjournent quelque temps dans les espaces plasmatiques du chorion, puis franchissent, à un moment donné, la membrane basale et l'épithélium où ils peuvent former entre les cellules épithéliales à peine unies entre elles par un ciment semi-liquide des amas, constituant ainsi des espaces bourrés de cellules lymphatiques; désignés sous le nom de thèques par J. RENAUT qui les a, le premier, décrits dans l'intestin de certains poissons en 1883, puis récemment au niveau de l'amygdale pharyngienne (l. c.). Ces leucocytes émigrent finalement au dehors, en perçant la ligne des plateaux; on les retrouve mêlés au mucus nasal.

(1) Les points a et e, qui rappellent l'aspect du point b dans cette figure, ne m'ont pas paru avoir la même signification, car il m'a semblé qu'ils étaient dus à la superposition incomplète de deux leucocytes voisins; il n'en est pas de même de b, qui représente bien un seul et même leucocyte.

En faveur de cette conception parlent encore les infiltrations de cellules lymphatiques qu'on retrouve sur presque toute la surface de la muqueuse du nez et du pharynx, en plus ou moins grande abondance, depuis l'infiltration diffuse jusqu'à l'agglomération en masse sous forme de follicules isolés ou en amas (amygdales pharyngiennes). Ces infiltrations bien décrites par Zuckerkandl se trouvent habituellement dans le stroma de la muqueuse ; elles sont sous-épithéliales. A la surface de l'épithélium, on les rencontre, mais elles ne seraient que des cellules migratrices provenant du stroma de la muqueuse, d'après Ph. Stohr (1).

A la conception que je viens d'exposer, qui fait provenir les leucocytes du mucus des vaisseaux ou du chorion pour lui faire franchir ensuite la membrane basale et l'épithélium, s'opposent les recherches de M. Retterer qui, après une série d'études sur le développement des follicules clos, admet que les formations adénoïdes et les infiltrations leucocytaires sont d'origine épithéliale (2). Pour M. Retterer, par conséquent, l'exode des globules blancs à travers l'épithélium n'existe pas. Les figures décrites par J. Renaut, sous le nom de thèques, ne représentent, en aucune façon, des amas leucocytaires ; les globules blancs du mucus en général ne sont autre chose que des cellules épithéliales desquamées, vieillies, en état de déchéance organique.

Cette conception, très fortement défendue par son

<hr>

(1) Zuckerkandl. Das adenoïde gewebe der Nasenschleimhaut. *Wien. Med. Jahrb.*, 1880, p. 210, et Anat. des fosses nasales du même auteur. Trad. franç. 1895, t. I, p. 134.

(2) Retterer. *Journal de l'Anat. et de la Physiol.*, 1888, 1892, 1896 et 1898, et *Bull. de la Soc. de Biologie*, 1887, 1890, 1891 et 1898.

auteur, est contredite par Stohr (1) et J. Renaut.

N'ayant pas fait moi-même de recherches en vue d'élu cider l'origine des infiltrations leucocytaires sous-épithé-liales, je n'ai pas été à même de me faire une opinion personnelle ; je me borne à constater qu'il me paraît impossible de nier l'exode des leucocytes à travers la membrane basale et l'épithélium, quand on a sous les yeux des préparations du genre de celles de M. Chatellier et que, par suite, l'origine sous-épithéliale d'un nombre plus ou moins grand de leucocytes du mucus nasal me paraît indéniable.

La numération comparée des globules blancs du sang, à l'état normal et pathologique, ne donne pas la solution du problème ; la leucocytose, que l'on constate dans le sang au début de toutes les fluxions phlegmoneuses, n'indique pas, comme on pourrait le croire, au premier abord, que le nombre des leucocytes augmente dans le sang parce que celui-ci fournit une consommation plus considérable de ces éléments au niveau du point malade ; car on peut concevoir que leur pullulation se fasse au niveau des infiltrations leucocytaires situées au voisinage de l'épithélium et que, les éléments ainsi créés ne trouvant pas tous leur emploi sur le terrain de la lutte, un certain nombre d'entre eux puissent être résorbés par l'intermédiaire des lymphatiques et déversés dans le sang où se produit un certain degré de leucocytose.

Lors du passage à l'état chronique, la production leucocytaire mieux proportionnée aux besoins de l'infection

<hr>

(1) Stohr. *Arch. f. path. u. Phys.* 1884, t. XCVII, — et *Arch. f. mikrosk. Anal.* de Max Schultze. 1898, t. LI.

locale n'étant plus exagérée, la résorption cesserait de se faire et la leucocythémie n'aurait plus lieu à ce stade ; ainsi s'expliqueraient les constatations du genre de celles que Marcel Sée a faites à propos de la blennorragie (1).

Il paraît cependant difficile de nier le rôle des vaisseaux dans l'organisation de la lutte contre l'infection. Les expériences de Samuel et de Roger, rappelées par Metchnikoff (2), montrent que la section du sympathique, en produisant une hyperémie considérable, influence favorablement la marche de l'érysipèle qui guérit plus rapidement que de coutume ; la section des nerfs sensitifs ralentit au contraire cette guérison.

Metchnikoff rapproche ce résultat de la paralysie des vaso-moteurs, du fait que la dilatation des vaisseaux avec ralentissement du courant sanguin est favorable à la diapédèse. Mais on peut concevoir que la dilatation des vaisseaux et l'hyperémie qui en résulte, en exagérant la nutrition des territoires irrigués, provoquent la pullulation qui aboutit aux formations leucocytaires dans l'hypothèse d'une origine périphérique des globules blancs.

Ces préliminaires étaient nécessaires pour expliquer l'origine des leucocytes du mucus nasal. Je puis maintenant faire l'exposé de mes propres recherches. Ces recherches ont porté sur la nature des globules blancs que l'on rencontre dans le mucus nasal, sur leur nombre, sur leur degré d'activité amiboïde et phagocytaire à l'égard des poussières inertes et microbiennes.

(1) M. Sée. Le gonocoque. Th. Doct. Paris, 1895, p. 127.
(2) Metchnikoff, Leçons sur la path. comparée de l'Inflammation, in-8, 1892, p. 124.

CHAPITRE II

Recherches histologiques

1° MORPHOLOGIE ET NUMÉRATION DES LEUCOCYTES DU MUCUS NASAL

Il suffit d'étaler, sans coloration, sur une lame, une parcelle de mucus nasal, pour être frappé du nombre de leucocytes que ce mucus contient. Ces éléments y abondent et forment des amas compacts qui paraissent constituer presque à eux seuls le mucus.

Voulant me rendre approximativement compte du nombre de leucocytes que pouvait contenir le mucus nasal d'un nez normal, j'ai examiné à ce point de vue le mucus d'un enfant de huit ans, en me servant de l'appareil et de la méthode préconisés par MALASSEZ pour la numération des globules du sang. J'ai obtenu le chiffre de 50.000 leucocytes par millimètre cube, chiffre fort élevé (1), si on le compare à celui des globules blancs du sang de l'homme à l'état de repos (6 à 8.000 d'après HAYEM) et de la lymphe (8.200) (2).

(1) Ce chiffre est approximatif et sans doute trop élevé, bien qu'il provienne du nez d'un enfant chez lequel on peut supposer que la richesse leucocytaire des humeurs est particulièrement élevée.

(2) RICOUX (Des réactions cellulaires consécutives à l'introduction de poudres inertes dans l'organisme. Thèse Paris, 1898-99) donne le chiffre de 30.000 leucocytes pour la lymphe péritonéale de cobaye.

J'ai également compté à deux reprises, en me servant de liquides de dilution différents, le nombre de leucocytes contenus dans le mucus sécrété par une muqueuse atteinte d'hypertrophie polypoïde chez un homme de 27 ans ; j'ai trouvé chaque fois un nombre de leucocytes très analogue à celui des leucocytes du mucus normal de l'enfant : 50.000 par millimètre cube dans un cas ; 44.800 dans l'autre.

L'examen du mucus frais, placé dans une chambre à air pour éviter la déformation que pourrait produire la pression d'une lamelle, montre les leucocytes sous forme de petites sphères réfringentes à protoplasma granuleux quand les mouvements amiboïdes ont cessé ; leur noyau est difficilement visible ; il se devine quelquefois sous forme d'une ou de plusieurs petites plaques lisses non grenues comme le reste du protoplasma. La forme sphérique de ces leucocytes leur avait fait donner autrefois le nom de *globes muqueux*. Ils n'ont cependant pas de caractères spéciaux dans le mucus nasal et sont analogues aux leucocytes des autres régions du corps, ainsi que le déclarait déjà Charles Robin, en 1874, au cours de son article sur le tissu muqueux du dictionnaire encyclopédique (1).

(1) On trouvera dans les planches dont cet auteur fait suivre un autre article du même ouvrage sur les leucocytes (t. XLIV, p. 278), d'excellentes figures de leucocytes dont quelques-unes représentent fort bien des globes muqueux ou leucocytes du mucus nasal. Cf. notamment les leucocytes marqués *o* et *p* dans la figure 4 de la planche II. Le protoplasma n'est peut-être pas figuré tout à fait assez granuleux et réfringent ; il l'est mieux fig. 1 pl. I, où le noyau n'est pas figuré.

Quant aux leucocytes encore vivants et doués de mouvements amiboïdes, la fig. 6 pl. I, la troisième colonne de la fig. 3 pl. II en donnent une idée suffisamment exacte. Cf. aussi les fig. 2 et 3 de la deuxième planche (marquée XII) de l'article de J. Jolly sur la morphologie des globules blancs

Les leucocytes du mucus étalé sur une lame, fixés par la chaleur et colorés rapidement par la thionine, le violet de gentiane ou le bleu de Kühne, se présentent ordinairement sous forme de disques arrondis ou ovalaires contenant un noyau généralement très découpé; les différentes portions de ce noyau peuvent n'être réunies que par un mince filament d'union (a, c, e, fig. 1, pl. II). Ce filament peut même manquer (b, id.) et le globule paraît avoir plusieurs noyaux. Cet aspect est celui des *globules blancs à noyau polymorphe* dits *leucocytes polynucléaires* (1).

Il est possible que cet aspect soit ici le résultat du tiraillement que le noyau a subi lors de son passage à travers la membrane basale de l'épithélium. L'hypothèse émise par EHRLICH, reprise par METCHNIKOFF (2) et JOLLY, pour rendre compte de la forme lobée du noyau des leucocytes en général, me paraît rendre cette explication très admissible.

Ces auteurs émettent en effet l'hypothèse que la forme lobée du noyau des leucocytes peut être liée à la diapédèse. METCHNIKOFF constate qu'on ne la rencontre pas chez les Invertébrés, pour lesquels la diapédèse n'existe pas:

(*Archives de médecine expérimentale*, juillet et septembre 1898, planche XII).

J'en figure moi-même quelques-uns (fig. 4, pl. I), qui, abstraction faite des qualités du dessin, ont avec ceux que figure JOLLY la plus complète analogie. Il en est de même des leucocytes du sang à noyau polymorphe que cet auteur représente après coloration (fig. 6, planche XII). Comparer avec les nôtres (fig. 1, planche II).

(1) Sur les différents types de globules blancs et la signification du noyau polymorphe en particulier, on consultera avec profit la thèse de M. JOLLY, publiée dans les *Arch. de méd. expérim.*, 1898, sous forme d'article dont j'ai fait mention dans la note précédente; c'est le plus important travail récent paru en France sur la question.

(2) METCHNIKOFF. Leçons sur la pathologie comparée de l'Inflammation, Paris, 1892, in-8, p. 221.

« Le globule blanc est déformé lors de son passage à travers la paroi d'un capillaire, son noyau est étiré en un long boudin pendant ce passage ; puis, dégagé, le leucocyte est repris brusquement par le courant sanguin immédiatement, et, par une action peut-être autant physique que physiologique, le protoplasma revient à la forme sphérique, englobant le noyau qui, étiré et allongé, se trouve brusquement et irrégulièrement replié sur lui-même par la brusque contraction du protoplasma (1). »

La membrane basale d'un épithélium peut bien jouer, au point de vue de la déformation du leucocyte et de son noyau, le rôle d'une paroi vasculaire ; il suffit, pour s'en rendre compte, de jeter un coup d'œil sur la fig. 3 de la planche II.

Mais cette explication n'est pas la meilleure : le noyau des leucocytes vivants est, dans sa forme, perpétuellement déformé par la seule activité de leur protoplasma, indépendamment de tout phénomène de croissance ou de reproduction :

« La forme irrégulière ou bourgeonnante du noyau, dit Jolly dans sa thèse (p. 34), n'est ni un signe de reproduction, ni un signe de dégénérescence : ce serait plutôt un signe et peut-être bien même, en partie, un effet de l'activité amiboïde du protoplasma de la cellule. »

Ainsi le bourgeonnement nucléaire, bien que pouvant être lié à un phénomène de croissance ou de reproduction, est ordinairement le résultat de l'activité protoplasmique. Le noyau du globule blanc, dont la nutrition ou l'activité se ralentissent, reprend une forme arrondie.

(1) Jolly, thèse, l. c., p. 29.

D'autre part, METCHNIKOFF (1) ne fait jouer un rôle phagocytaire qu'aux leucocytes de ce type, joints à ceux que l'on désigne sous le nom de *grands mononucléaires* (2).

Il était intéressant de rappeler brièvement ces propriétés des leucocytes à noyau polymorphe, car ce sont eux qui constituent, presque à l'exclusion de tous les autres, la masse des leucocytes contenus dans le mucus nasal. Je les ai rencontrés aussi bien dans le mucus provenant d'un nez normal (obs. I à IV, pp. 50 à 52) que dans celui que j'ai recueilli à la surface d'une muqueuse hypertrophiée (leucocytes pris pour type, fig. 1, pl. II) ou atrophiée (fig. 4, même planche). C'est également ce type de leucocytes que l'on retrouve de préférence dans le mucus du nez du lapin.

J'ai noté cependant dans le mucus d'un de ces animaux la présence d'un certain nombre de leucocytes que j'ai cru devoir classer parmi les grands mononucléaires. Il s'agissait dans ce cas d'un mucus recueilli dans la narine d'un lapin qui avait reçu, douze heures auparavant, une parcelle de culture de pneumobacille.

Il est possible que le mucus nasal contienne, indépendamment des deux variétés de leucocytes que je viens de mentionner, des leucocytes éosinophiles ou des petits mo-

---

(1) METCHNIKOFF, *l. c.,* p. 139.

(2) Le rôle phagocytaire joué par ces deux variétés de leucocytes peut, du reste, être différent (METCHNIKOFF. *Arch. de Virchow,* t. CVII, 1887, pp. 227, 228). L'auteur y montre que les leucocytes mononucléaires de l'homme n'englobent ni les streptocoques de l'érysipèle, ni les gonocoques, tandis que ces deux microbes sont facilement englobés par les leucocytes polynucléaires neutrophiles (leucocytes à noyaux polymorphes) ; les bacilles de la lèpre ne sont jamais englobés par cette deuxième catégorie de leucocytes, et sont au contraire très facilement dévorés par les cellules mononucléaires.

nonucléaires (lymphocytes). Je ne les ai pas recherchés, me bornant à constater la grande prédominance des leucocytes à noyaux polymorphes.

2° VITALITÉ DES LEUCOCYTES DU MUCUS NASAL. LEURS MOUVEMENTS AMIBOIDES

Je me suis attaché, au cours de six examens(1) d'un mucus provenant d'un nez atteint d'hypertrophie polypoïde, qui m'avait déjà servi pour la numération des leucocytes du mucus (voir plus haut, p. 68), à suivre les mouvements d'un même leucocyte pendant un laps de temps variant

(1) *Technique employée pour ces examens.*

Le mucus était pipé à une certaine profondeur dans le nez avec une pipette stérilisée à pointe mousse, à l'aide d'un speculum et du miroir frontal, puis examiné en goutte suspendue dans une chambre à air en verre du type appelé « cellule » sur les catalogues des fabricants (cf. n° 58 du catalogue de Coair, année 1897, pp. 5, 7). L'interstice existant entre l'anneau de verre qui constitue ces chambres et la lamelle était fermé hermétiquement à la paraffine et le tout était placé dans l'intérieur d'une platine chauffante de Ranvier, réglée au voisinage de 37 degrés, et examiné à un grossissement variant de 3 à 6 ou 700 diamètres (obj. 7 ou à Imm. 1/12 de Leitz; oc. 1 ou 4).

Pour éviter la dessiccation rapide du mucus dans la chambre à air, il est presque indispensable de déposer sur le fond de la cellule de verre une goutte d'eau; pour éviter le contact de cette eau et du mucus suspendu à la face profonde de la lamelle sus-jacente, il suffit que l'anneau de verre de la cellule ait une certaine hauteur et que la goutte d'eau placée au fond soit déposée avec assez de précaution pour ne pas adhérer aux parois de la cellule; en maniant ensuite avec précaution la préparation et en la tenant toujours horizontalement, on évitera le contact des deux liquides.

Sur l'emploi de la platine chauffante de Ranvier, on trouvera quelques renseignements dans le traité technique d'Histologie de cet auteur (édition 1889, p. 35), ainsi que dans un article de Vignal publié dans les *Archives de physiologie* (1885, p. 2).

La platine chauffante de Malassez serait d'un emploi plus simple, au dire de Jolly. Sur son emploi, voir Malassez, *Archives de physiologie*, 1880.

Il est bon d'être prévenu que les dimensions (diamètre, etc.) des grands *condensateurs* de l'appareil d'éclairage Abbe, modèle courant de Vérick,

de dix minutes ordinairement à une heure dans un cas.
Ce leucocyte, dont je figurais le contour à des intervalles
réguliers au cours de ces observations, subissait les changements de forme les plus complets, poussait des pseudo-
podes (3 ou 4) dans différentes directions, se déplaçait.

L'observation la plus intéressante que j'ai faite à ce
point de vue est certainement celle qui m'a servi à dessi-
ner les changements de forme du leucocyte que j'ai figuré fig. 4, pl. I. Pendant 5 heures, j'ai pu observer la persistance des mouvements amiboïdes sur les leucocytes
d'une préparation de mucus provenant toujours du même
nez. Trop rapides au commencement de l'observation
pour pouvoir être dessinés, ils étaient quelque peu ralen-
tis au moment où j'interrompis l'observation, bien que
subsistant encore. La température de la platine avait os-
cillé au cours de cette observation de 34 à 40°. L'observation, commencée à 3 heures 40, fut poursuivie jusqu'à
8 heures 45. Les mouvements figurés l'ont été entre 6 et
7 heures, c'est-à-dire au milieu de l'observation.

J'avais, dans cette expérience, mélangé au mucus fraî-
chement recueilli une parcelle de culture de pneumo-

Leitz, par exemple, ne sont plus celles de l'orifice d'observation de la platine de Ranvier; or, il est nécessaire pour les examens bactériologiques
d'introduire un *condensateur* dans la portion de l'orifice de la platine chauffante sous-jacente à la fente qui reçoit la lame porte-objet à examiner.

N'ayant pu me procurer à temps la platine chauffante de Malassez, je
me suis servi d'une platine chauffante de Ranvier, que M. Retterer avait
eu l'obligeance de me prêter. J'ai pu y adapter un petit condensateur provenant d'un microscope Dumaige, modèle n° 2.

J'ai souvent employé concurremment avec avantage un second condensateur situé à sa place habituelle sous la platine du microscope, mais main-
tenu à une certaine distance du premier.

L'emploi, comme source de lumière, d'une lampe Edison dont l'éclat
était atténué par l'interposition d'un verre bleu m'a paru faciliter l'examen
des leucocytes non colorés et, en général, les examens difficiles.

bacille de Friedlaender (1) espérant obtenir, *in vitro*, l'englobement des bacilles par les leucocytes. Je n'obtins aucun résultat à ce point de vue; en revanche, il me semble qu'on peut tirer de cette expérience un argument intéressant, au point de vue de l'action du mucus considéré en lui-même, indépendamment des éléments figurés qu'il contient, sur les bactéries; car on peut s'assurer, par l'examen de notre figure 4, pl. I, que l'un des bacilles que j'avais mélangés au mucus et dont j'ai suivi l'évolution s'est multiplié activement sous mes yeux, alors que les leucocytes étaient doués de mouvements amiboïdes très prononcés que je constatais encore, deux heures après avoir observé la multiplication du bacille. Le fait de la persistance de ces mouvements amiboïdes doit, il me semble, faire écarter toute idée d'altération prononcée du mucus nasal. Il résulte, par suite, que ce mucus n'est pas bactéricide pour le bacille de Friedlaender, puisqu'il y croît et y multiplie très rapidement. Cette conclusion me paraît devoir être tirée très légitimement de cette expérience.

J'ai également constaté l'activité des leucocytes (mouvements amiboïdes et mouvements de translation en totalité) dans le mucus provenant du nez normal d'une fillette de 8 ans, et d'un garçon de 13 ans, entré à l'hôpital pour se faire opérer du strabisme.

Au cours de l'examen de ce dernier mucus, j'ai noté que tous les leucocytes d'une portion de la préparation

(1) Ce pneumobacille provenait d'un nez atteint d'ozène; c'est par conséquent, si l'on veut, le bacille de l'ozène que j'ai employé; car ces deux bacilles doivent s'identifier. Voir à ce sujet une communication à la Soc. Anat. (séance du vendredi 21 juillet 1899), de MM. René MESLAY et Paul VIOLLET.

étaient doués de mouvements amiboïdes actifs, alors qu'en d'autres points les leucocytes étaient complètement immobiles et de forme arrondie. Ces derniers avaient, sans doute, été détériorés au cours des différentes manipulations nécessitées par l'examen.

Ces examens ne m'ont pas paru permettre d'établir de distinction entre le mucus d'un nez normal et celui d'un nez pathologique; je n'ai pas remarqué à première vue de différences bien sensibles dans le nombre ou l'intensité des mouvements des leucocytes de l'une ou de l'autre de ces deux catégories de mucus. Mais de plus amples recherches seraient nécessaires pour se prononcer sur ce point, en connaissance de cause.

CHAPITRE III

Recherches expérimentales
et anatomo-pathologiques

1° ENGLOBEMENT DE GRAINS DE CARMIN ET DE BACILLES PAR LES LEUCOCYTES VIVANTS DU MUCUS NASAL NORMAL.

Après avoir constaté la réalité des mouvements amiboïdes des leucocytes du mucus nasal, je me suis attaché à vérifier la possibilité, pour ces leucocytes, d'absorber les poussières inertes comme le carmin, ou organiques vivantes comme le bacille de Friedlaender, en culture, par exemple.

Je n'ai pu réussir à faire cette constatation par le simple mélange du mucus vivant et de la poussière organique ou inorganique ; jamais, de cette façon, malgré des
observations réitérées, je n'ai pu observer l'englobement
des grains de carmin ou de microbes par les leucocytes
du mucus nasal, tel qu'on l'obtient, paraît-il, avec les leucocytes de la lymphe de grenouille. Il m'a fallu, pour
réussir, faire ce mélange, non plus *in vitro*, mais bien sur
l'animal vivant, avant de recueillir le mucus. Cette méthode expérimentale combinée à l'observation microscopique m'a donné d'excellents résultats (1).

(1) *Technique.* J'ai procédé de la manière suivante :
1°Pour le carmin, en le réduisant en fine poussière que j'insufflais en
petite quantité (1 ou 2 millimètres cubes tout au plus) à l'aide d'une pipette
mousse dans la profondeur du nez ;
2° Pour les bactéries, en me servant d'une culture de Friedlaender, sur

Il importe de faire remarquer dès maintenant que des deux séries d'expériences que j'ai entreprises, d'une part avec le carmin, d'autre part avec le bacille de FRIEDLAEN-DER, et le streptocoque, la première est infiniment plus

gélose, dont je prélevais une parcelle à l'aide d'une pipette fermée et à pointe mousse. (Le fil de platine, trop rigide, avait l'inconvénient d'excorier la muqueuse du nez de l'animal en expérience, le lapin.) J'introduisais cette pipette ainsi chargée dans le nez et je l'essuyais doucement contre les parois, en évitant de faire saigner.

Je me suis également servi d'une culture sur bouillon de streptocoque reconnue non virulente, dont j'inoculais 10 à 20 gouttes dans une des fosses nasales de l'animal en expérience.

Au bout d'un temps variant de une à plusieurs heures, je prélevais à l'aide d'une pipette mousse ou mieux d'une soie de sanglier du mucus dans le nez ainsi inoculé au préalable, et j'examinais :

1° Le mucus chargé de carmin que je plaçais en cellule de verre close à la paraffine dans une platine chauffante (T. moyenne, 37°).

2° Le mucus chargé de culture, entre lame et lamelle, en le colorant extemporanément par un courant de violet de gentiane, d'abord fortement dilué, puis progressivement renforcé (la coloration doit se faire très lentement, une 1/2 heure ou 1 heure, en même temps que l'examen, pour ne pas déformer les cellules), remplacé à un moment donné par un courant de glycérine également diluée. Cette méthode, analogue à celle que M. Netter m'a dit employer de préférence pour la coloration du pneumocoque, quand il cherchait à mettre en évidence la capsule, m'a paru avantageuse, parce qu'elle exclut toute espèce de fixation préalable, qu'elle conserve aux leucocytes et aux micro-organismes leur forme intacte et *leur relief*, rendant des mises au point successives (coupes optiques) plus faciles et plus convaincantes. Je me suis servi pour ces examens de l'objectif à Imm. 1/12 de LEITZ, ordinairement aidé de l'éclairage électrique. J'ai utilisé, pour mes recherches, le bacille de FRIEDLAENDER dont la forme bacillaire me permettait d'éviter facilement toute confusion avec les cocci qui se rencontrent ordinairement dans le nez du lapin.

Le groupement en chaînettes du streptocoque offrait les mêmes avantages. J'ai adopté dans les expériences faites avec ce microbe un mode d'examen plus simple. Après avoir fixé par dessiccation le mucus étalé sur une lame, je le colorai avec une solution de bleu de méthylène à 2 o/o, suivant une formule préconisée par L. Marchand (cf. *Arch. de Méd. expérim.*, mars 1898), puis je montais au baume.

La forme courte du prodigiosus que j'aurais voulu employer pour me servir du même objet d'étude que MM. THOMSON et HEWLETT et montrer ce bacille qu'ils voyaient disparaître dans le nez, sans s'en expliquer la raison, englobé par les leucocytes du mucus, prêtait malheureusement trop à la confusion avec les diplocoques que l'on rencontre dans le mucus du nez du lapin.

convaincante que la seconde ; cela tient, en grande partie, je crois, à la différence de technique employée. Le
fait que l'on peut observer le carmin dans les leucocytes,
sans les colorer, permet de les conserver vivants, et, par
suite de leurs mouvements amiboïdes et de leurs déplacements en masse, de s'assurer, avec une certitude complète, de la réalité de l'englobement des grains de carmin.
Il n'en est pas de même des microbes que l'on est toujours
obligé de colorer (je n'ai pas réussi à les distinguer, dans
une cellule, sans coloration préalable) et, par suite, aussi
les leucocytes qui se trouvent alors immobilisés.

Aussi peut-on prendre à la rigueur une simple superposition de cellules et de bactéries pour un englobement.
Toute méthode d'examen histologique entraînant la mort
des éléments cellulaires est passible de cette objection.
Cependant, la technique de coloration que j'ai employée
au cours de mes expériences faites avec le bacille de
Friedlaender, permet de voir s'effectuer pour ainsi dire
sous les yeux l'englobement, par suite de l'action primitivement élective de la matière colorante sur le noyau et
le bacille, de la conservation du relief du leucocyte et de
son noyau, ainsi que de la possibilité de colorer ultérieu-
rement, d'une manière intensive, l'ensemble du protoplasma cellulaire ; ce procédé a l'avantage de permettre la
vérification du contour cellulaire et de l'inclusion dans
la cellule ainsi délimitée du noyau plus ou moins lobé et
des bactéries, observées d'abord dans leur forme la plus
parfaite, lorsqu'ils étaient seuls colorés. On acquiert ainsi
la certitude qu'on avait bien affaire à des micro-organismes englobés dans un leucocyte.

Il est à noter que les microbes ne sont pas, comme

le carmin, une poussière inerte, indifférente, qui se laisse
englober toujours par les leucocytes. Il y a entre les
leucocytes d'un animal donné et une variété déterminée de micro-organismes une affinité variable qui fait
qu'un animal est dit susceptible (souris pour le pneumocoque, par ex., lapin pour le charbon), ou au contraire
réfractaire (rat blanc pour le charbon, chien pour le
FRIEDLAENDER). Cette affinité variable est, sans doute, en
partie tout au moins, le résultat d'une chimiotaxie néga-
tive ou positive ? (1).

« Il y a, dit METCHNIKOFF, un assez grand nombre de
cas où les leucocytes d'animaux très sensibles à une espèce
de bactéries n'englobent point ces microbes, bien que
ceux-ci se trouvent en contact immédiat avec les cellules
amiboïdes. C'est le cas, pour les leucocytes des souris et
des cobayes vis-à-vis de la bactéridie charbonneuse ou les
leucocytes des pigeons et des lapins vis-à-vis de la bactérie
du choléra des poules, ou encore les leucocytes des
cobayes sensibles par rapport au vibrion de la septicémie vibrionnienne, etc. (2) »

Il y a donc, quand on expérimente avec un micro-organisme, un aléa qui n'existe pas pour les poussières inertes.

(1) Sur le pouvoir chimiotactique, cf. LEBER (*Fortschritte der Medicin*,
t. VI, 1888, p. 460), qui, le premier, d'après METCHNIKOFF, exposa d'une
façon précise le rôle joué par la sensibilité chimiotactique des phagocytes.
— Cf. aussi sur ce sujet STEINHAUS, Die etiologie der acuten Eiterungen.
Leipzig, 1889. — Compte-rendu dan *Ann. Institut Pasteur*, 1890, p. 356.
Pour L. MARCHAND (Etude sur la phagocytose des streptocoques virulents
et atténués. *Arch. de méd expérim.*, mars 1898), la phagocytose ne serait pas
sous la dépendance d'un pouvoir chimiotactique positif résultant d'une attraction exercée par un agent microbien (streptocoque dans ses expériences),
mais bien sous la dépendance des fonctions tactiles des leucocytes.

(2) METCHNIKOFF. Leçons sur la pathologie comparée de l'Inflammation,
Paris, 1892, p. 137.

Il faudrait expérimenter sur un certain nombre d'espèces bactériennes et les inoculer à des animaux; les uns susceptibles, les autres réfractaires à chacune de ces espèces, pour se faire une idée exacte de la question. Qu'il me suffise de rappeler que le lapin, animal dont je me suis servi pour mes expériences, bien que moins sensible à l'action du bacille de Friedlaender qu'au pneumocoque, l'est cependant suffisamment. ROGER (1) a prouvé qu'un pneumobacille qui tue la souris et le cobaye a aussi sur le lapin une action pathogène manifeste à des doses habituelles. L'inoculation intra-veineuse, à la dose de 1/2 à 1 centimètre cube, amène la mort en 24 à 48 heures; à l'autopsie on trouve une notable hypertrophie de la rate et des pneumobacilles dans le sang et les organes. L'inoculation intra-péritonéale produit les mêmes effets et suscite en outre le développement de fausses membranes fibrineuses, agglutinant les intestins et entourant le foie. Avec des cultures à virulence diminuée, on n'observe plus, il est vrai, cette évolution septicémique aiguë, mais une affection à issue plus retardée ou chronique, avec néphrite albumineuse souvent intense, altération du cœur, symptômes de paralysie. Ainsi le lapin, bien loin d'être réfractaire au pneumobacille, comme l'avait prétendu FRIEDLAENDER, serait au contraire assez susceptible. Ceci explique sans doute le petit nombre d'englobements microbiens que j'ai constatés au cours de mes expériences; on en aurait sans doute constaté un moindre nombre encore, en employant le charbon, auquel le lapin est très susceptible.

V. LIMBECK et PÉE, cités par METCHNIKOFF (*l.c.*, p. 145),

(1) ROGER. Action du bacille de Friedlaender sur le lapin. *Soc. biolog.* 20 janvier 1894, cité par Macé, Traité de bactériologie, 1897, p. 749.

ont montré, à propos de l'érysipèle, que la leucocytose croît en proportion de l'activité des bactéries; cependant L. MARCHAND (*l. c.*), étudiant comparativement la phagocytose des streptocoques atténués et virulents, inocule des cultures de ces deux variétés dans le péritoine de lapins et constate que, malgré un apport de leucocytes équivalent dans les deux cas, le streptocoque non virulent est seul phagocyté.

Il importe, on le voit, de connaître la virulence de la culture dont on se sert pour étudier les propriétés phagocytaires des leucocytes. C'est ce qui m'a fait employer un streptocoque frais, mais non virulent, dans les expériences que j'ai faites avec ce microbe. Ce streptocoque m'a été aimablement fourni par le Dr MARMOREK. La culture du bacille de Friedlaender dont je me suis servi provenait d'une repique sur gélose d'une culture princeps, sur bouillon, obtenue par ensemencement du pus d'une mastoïdite aiguë d'origine ozéneuse 41 jours auparavant; elle devait avoir conservé une certaine virulence, car une repique, sur bouillon, de la culture princeps restée 27 jours à la température du laboratoire, avait encore tué la souris en inoculation intra-péritonéale, à la dose de 1/2 centimètre cube, en 24 heures; cette repique avait été faite 14 jours avant mon expérience.

Par ces quelques considérations, on peut se faire une idée de la multiplicité des facteurs qui interviennent dans la phagocytose des poussières microbiennes vivantes. Le mode de réaction variable des leucocytes de l'espèce animale en expérience vis-à-vis d'une espèce microbienne donnée et le degré de virulence de cette espèce microbienne joue un rôle particulièrement important à ce point de vue(1).

La démonstration de la phagocytose pour les pous·
sières organiques est loin d'être aussi simple que pour les
poussières inertes ; aussi est-ce en grande partie sur la
constatation de l'englobement de grains de couleur ou
de grains de cellules mortifiées que METCHNIKOFF basait
encore sa théorie de la phagocytose, en 1892 (2).

Cette constatation je l'ai faite d'une façon indubitable
et certaine pour les leucocytes du mucus nasal. Non seu·
lement ces leucocytes sont vivants, mais ils sont capables
d'absorber des grains de carmin. Il suffit pour le vérifier
d'introduire une petite quantité de poussière de carmin
dans le nez d'un lapin, puis d'examiner, quelques heures
plus tard, le mucus mêlé de carmin que l'on a retiré de
ce nez et placé dans une platine chauffante sous le microscope (technique, p. 76, note 1).

J'ai pu suivre, en procédant de la sorte pendant une
heure, les mouvements de translation de deux leucocytes voisins contenant chacun un grain de carmin. Je me
suis ainsi assuré que ces grains étaient bien certainement

(1) Le lapin, animal choisi par moi, de préférence au cobaye, à cause de
la largeur plus grande du nez, rendant les excoriations plus faciles à éviter
au cours des inoculations, n'était certainement pas l'animal de choix à mettre
en présence d'un pneumobacille encore virulent pour constater une phagocytose active avec ce bacille. Le chien eût été préférable ; cet animal paraît
être assez peu sensible au pneumobacille : dans les expériences de FRIED-
LAENDER, un sur cinq a succombé (d'après MACÉ).

De ce qui précède, il résulte que, pour se faire une opinion exacte du pou·
voir phagocytaire du mucus nasal, vis-à-vis des micro-organismes, il faudrait faire cette étude pour une série de microbes inoculés à des degrés divers de virulence et ayant une action pathogène différente sur une espèce
animale déterminée. Les plus beaux exemples de phagocytose s'obtiendraient,
sans doute, en se servant d'un agent microbien pour lequel l'animal en expérience serait tout à fait réfractaire.

(2) Cf. METCHNIKOFF. Leçons sur la pathologie comparée de l'inflammation, in-8. Paris, 1892, p. 124.

contenus dans l'intimité du protoplasma de ces cellules, car ils ont toujours suivi leurs mouvements et sont restés englobés malgré les perpétuels changements de forme qu'imprimaient à ces cellules leurs mouvements amiboïdes. Une mise au point délicate des plans cellulaires sus et sous-jacents aux grains de carmin rendait du reste ceux-ci invisibles, ce qui doit faire supposer que ces grains n'étaient pas simplement accolés à la surface des globes muqueux (leucocytes). Enfin, le volume et la couleur de ces grains de carmin, tranchant nettement sur le protoplasma incolore des leucocytes, ne laissaient aucune place au doute sur la nature même de ces grains. Mon schéma grossier (fig. 3, pl. I) n'a d'autre prétention que celle de témoigner de la durée de mon observation et de la réalité des déplacements cellulaires. On peut, à la rigueur, se faire une idée, d'après ce schéma, des changements de forme et de position respective qu'ont subis les deux leucocytes en question et se rendre compte des déplacements concomittants des grains de carmin figurés par un point noir à l'intérieur de chaque contour cellulaire (1).

Les expériences que j'ai instituées, en vue de constater l'englobement des micro-organismes eux-mêmes, m'ont permis de le constater à plusieurs reprises, du moins c'est la conclusion que je crois pouvoir tirer de l'examen de

____

(1) Il va sans dire que les mouvements leucocytaires étant incessants dans la réalité, le contour qu'on en donne à un moment donné est toujours approximatif. Ce contour, du reste, ne tient pas compte des bourgeonnemen's protoplasmiques qui se produisent à chaque instant dans toutes les directions de l'espace, mais seulement de ceux qui se projettent sur le plan horizontal. Ceci nous explique le petit volume que peut présenter à un moment donné un leucocyte vu par projection dans ce plan (ex. a', à 0 h. 20, fig. 3, pl. I).

préparations faites avec le mucus préalablement additionné, dans le nez du lapin, d'une parcelle de culture de
Friedlaender et prélevé de 1 heure à 20 heures après ce
mélange, puis coloré au violet de gentiane, sans fixation
préalable suivant la méthode que j'ai indiquée plus haut.

Les figures 1 et 2 de la planche I donnent une idée assez
exacte de l'aspect présenté par les bacilles de Friedlaender dont je crois avoir constaté l'englobement à l'intérieur
des leucocytes. Dans la figure 1, ces leucocytes sont figurés à deux stades de coloration différente : en *a*, après
l'action peu prolongée du violet de gentiane dilué; en *b*,
après avoir fait passer un courant de cette matière colorante presque pure. Dans la figure 2, il en est de même,
mais au lieu de figurer *a* à une mise au point quelconque,
je me suis efforcé de figurer quatre mises au point différentes du même leucocyte de façon à bien mettre en évidence l'englobement du bacille figuré à son intérieur. On
peut voir en effet que les deux coupes optiques intermédiaires, *a'* et *a''*, contiennent seules le micro-organisme,
alors qu'une mise-au-point plus profonde, *a*, ou plus superficielle, *a'''*, met encore en évidence un des lobes du
noyau plurilobé de la cellule, alors que le bacille n'est
plus visible.

Si j'ai pu figurer ainsi une série de mises au point aussi
différentes pour un même leucocyte, je le dois à la technique employée. Notre schéma ne donne cependant pas
idée de l'impression que ressent l'observateur quand il
pratique lui-même rapidement ces différentes coupes optiques. L'englobement paraît se faire sous ses yeux, et il ne
conserve, pour ainsi dire, pas de doute sur la réalité de
cet englobement.

Avec la technique employée, qui laisse au leucocyte tout son relief en mettant en évidence parfaite le noyau et les micro-organismes, le contour cellulaire n'apparaît pas tout d'abord nettement; mais une fois qu'on a pu s'assurer de la réalité des formes microbiennes constatées et de leur situation à l'intérieur du contour encore vague du protoplasma et dans un plan intermédiaire à celle des différentes lobes du noyau, il suffit de faire passer un courant de matière colorante un peu intense, pour vérifier l'exactitude de ce contour (*b*, dans figures 1 et 2) (1).

J'ai déjà dit que les leucocytes paraissant contenir le pneumobacille étaient en très petit nombre, comparativement au grand nombre de leucocytes. La constatation des phagocytes de la fig. 2 a été faite dans une prise faite environ deux heures après l'inoculation de la culture dans le nez, alors que les bacilles inoculés existaient encore en grand nombre sur la préparation. Une autre prise de mucus, pratiquée 12 heures après l'inoculation, ne contenait plus que de rares bacilles; en revanche, j'ai noté la présence d'un certain nombre de grands leucocytes mononucléaires, parmi les leucocytes à noyau polymorphe, sans pouvoir constater d'englobement microbien dans l'une ou l'autre de ces formes leucocytaires; un ensemencement du mucus nasal pratiqué à ce moment sur bouillon a donné le lendemain une abondante culture. Il en a été de même une seconde fois d'un ensemencement du mucus pratiqué 20 heures après l'inoculation

(1) Le noyau bilobé est figuré en noir et le protoplasma en gris dans ces portions de figures 1 et 2, pl. 1. Deux lobes du noyau de *b*, dans la 2, sont uniformément figurés en noir, bien qu'ils ne soient pas sur le même plan en réalité.

intranasale ; aucun leucocyte ne me paraissait plus contenir de micro-organismes; cependant, je constatais encore deux ou trois pneumobacilles en liberté dans le mucus.

J'ai obtenu avec le streptocoque des englobements tout à fait comparables comme aspect à ceux que m'a donnés le pneumobacille. J'ai vu nettement plusieurs leucocytes contenant des chaînettes ou fragments de chaînettes de 4 à 6 éléments dans des échantillons de mucus préalablement additionné de quelques gouttes de culture sur l'animal vivant, suivant la technique indiquée plus haut. Je prélevais ces échantillons 1 heure ou 1 h. 1/2 après l'instillation des gouttes de culture dans la fosse nasale de l'animal. Deux heures après, il m'a été impossible et cela , dans deux expériences différentes, de retrouver des chaînettes de streptocoques libres ou à l'intérieur des leucocytes dans les préparations de mucus. Je n'ai malheureusement pas ensemencé le mucus à ce moment pour m'assurer de la disparition complète du streptocoque.

De ces constatations, il semble résulter que la phagocytose nasale existe bien pour les micro-organismes tels que le streptocoque ou le pneumobacille comme pour les poussières inertes (grains de carmin) ; qu'elle est assez peu active cependant vis-à-vis du bacille de Friedlaender, puisqu'on ne constate qu'un petit nombre de leucocytes ayant englobé des micro-organismes dans les premières heures qui suivent l'inoculation, et qu'on n'en constate plus au bout de 12 à 20 heures, alors que le mucus ensemencé donne cependant encore des cultures abondantes de Friedlaender.

2° PRÉSENCE DE BACTÉRIES A L'INTÉRIEUR DES LEUCOCYTES.
EXAMEN DE QUELQUES CAS PATHOLOGIQUES

Après avoir étudié le mucus physiologique au point de vue de ses propriétés d'englobement, il était tout indiqué de rechercher dans des mucus pathologiques, riches en micro-organismes, le rôle de la phagocytose. Je me suis servi, dans ce but, d'une méthode toute différente de celle qui m'avait servi pour l'étude du mucus normal.

Les relations des bactéries et des cellules à poussières (Staubzellen) (1) du mucus nasal se trouvaient ainsi mises en évidence deux fois, grâce à la variété des objets d'étude et des techniques employées.

J'ai examiné, au point de vue de la phagocytose, quelques cas de rhinite hypertrophique et de rhinite atrophique (ozène).

Je me suis servi, pour l'étude de ces mucus, des procédés usuels de fixation par la chaleur et de coloration par la thionine, le violet de gentiane ou la méthode de Gram (2).

Les examens que j'ai pratiqués de mucus provenant de muqueuse hypertrophiée m'ont permis de constater la

---

(1) C'est ainsi que les Allemands appellent à l'occasion les leucocytes (Landouzy).

(2) Ces procédés avec quelques variantes dans le mode de fixation ou de coloration sont employés couramment dans l'étude de la phagocytose. Metchnikoff s'est servi de la fixation par l'alcool au 1/3 (Méth. de Ranvier) et de coloration par une solution aqueuse de vésuvine ; les préparations étaient examinées dans ce liquide sans montage (voir Leçons sur l'Inflammation, 1892). La fixation par le sublimé et la coloration par la thionine donnent également de bons résultats. Il y aurait lieu d'étudier la phagocytose dans le mucus des rhinites aiguës ; elle y serait sans doute plus active encore que dans les cas du genre de ceux que j'ai étudiés.

présence d'un certain nombre de leucocytes phagocytes
(fig. 5, pl. II). Je me suis efforcé d'apprécier le nombre
moyen de bactéries que pouvait contenir chacun de ces
leucocytes.

Pour cela, j'ai compté à deux reprises différentes le
nombre de bactéries contenu dans 6 leucocytes différents;
la moyenne par leucocyte a été, dans un cas, de 1 1/2
par phagocyte (obs. V, p. 93); dans l'autre, de 2 1/3
(exp. I, p. 52). Complétant cet examen par l'appréciation
du nombre des leucocytes qui contenaient des micro-
organismes (phagocytes) sur ceux qui n'en contenaient
pas, j'ai trouvé, en prenant la moyenne de trois examens
de 20 leucocytes chacun, une proportion de 1 phagocyte sur 14 leucocytes dans le mucus de la première
observation, de 1 sur 6 dans celui de la seconde (1).

Si l'on rapproche les résultats de ces deux séries de
numération, on voit qu'ils sont concordants. Le mucus où
les phagocytes sont le plus nombreux est aussi celui où
ces phagocytes contiennent le plus grand nombre de bactéries. Il est vrai qu'il en serait exactement de même dans
l'hypothèse d'une simple superposition des leucocytes et
des micro-organismes pour peu qu'une préparation soit
plus riche en microbes que l'autre.

Les examens de sécrétions de nez à muqueuse atrophiée (ozène) m'ont également permis de constater la présence d'un certain nombre de bactéries à l'intérieur des
leucocytes. Quelques-uns des leucocytes phagocytes de

---

(1) Ce dernier chiffre est identique à celui que trouve LEGRAIN dans le pus
des écoulements blennorragiques datant de deux ou trois semaines. Le nombre des globules envahis le second jour de la blennorragie serait beaucoup
moins considérable, 2 ou 3 o/o (*Arch. physiol.*, 15 août 1887, n° 6).

ce dernier cas sont figurés fig. 4, planche II ; ils proviennent du cas qui fait l'objet de l'obs. VII, p. 96.

J'ai examiné à ce point de vue le mucus nasal de deux ozéneuses : la première, sujette à des poussées lymphangitiques et érysipélateuses de la face à point de départ nasal, venait d'avoir une de ces poussées, quand je l'examinai, cinq jours après la terminaison des accidents (obs. VI, p. 94) ; la seconde avait vu son ozène se compliquer d'une otite aiguë que M. CHATELLIER avait paracentésée quatre jours avant l'examen que je fis du mucus nasal (obs. VII, p. 96) (1).

La numération des leucocytes contenant des micro-organismes dans le mucus de ces deux malades me donna le chiffre de 1 sur 25 ou 30 dans le premier cas, de 1 sur 13 ou 15 dans le second.

Il semble que l'on soit autorisé à conclure de la comparaison de la double série d'examens de mucus nasal dont je viens de parler que la phagocytose dans la rhinite atrophique, même accompagnée de poussée aiguë, est 3 ou 4 fois moins active que dans le mucus sécrété par une muqueuse hypertrophiée (1 phagocyte pour 15 ou 30 dans le cas de muqueuse atrophiée ; 1 pour 6 dans le cas de muqueuse hypertrophiée).

La proportion des phagocytes du mucus de nez d'ozène n'est cependant pas inférieure à celle que donne LEGRAIN pour le pus des écoulements chroniques de la blennorragie (Cf. note 1, page précédente) ; elle est donc relativement plus élevée qu'on ne serait en droit de le supposer,

(1) On trouvera la partie clinique de cette observation que je ne publie pas dans la thèse récente du Dr PECK sur les complications de l'ozène. Th. Doct. Paris, 1899, p. 91.

étant donnée l'atrophie de la muqueuse en pareil cas.

En pratiquant les examens des deux espèces de mucus en question (mucus de muqueuse atrophiée ou hypertrophiée), j'ai été frappé du nombre relativement peu élevé de leucocytes dont l'aire est parsemée de micro-organismes; cela tient sans doute à ce que mes examens ont été pratiqués sur des mucus provenant de muqueuses chroniquement enflammées. Pour constater une phagocytose vraiment active, il aurait fallu sans doute étendre cette étude aux rhinites aiguës. Il est à remarquer du reste que les leucocytes sur le vivant sont en perpétuelle activité, et que, si en les fixant à un instant donné, on ne décèle la présence que d'un certain nombre d'entre eux, les autres leucocytes peuvent déjà avoir assimilés ceux qu'ils avaient englobés, et se préparer à en englober d'autres. On ne peut donc se faire qu'une idée tout à fait incomplète du nombre des bactéries qui peuvent être détruites par les leucocytes en examinant ceux-ci à un moment déterminé.

Metchnikoff, en effet, a montré que si des phagocytes pouvaient contenir des microbes vivants et virulents, ils digéraient ordinairement les microbes englobés (*l. c.*, p. 138 et passim).

Dans une étude sur l'immunité (1), Metchnikoff, cherchant à vérifier le mode de disparition des bacilles du rouget dans l'organisme des lapins réfractaires, constate qu'un leucocyte recueilli deux heures et demie après l'introduction de la culture pouvait contenir plus de vingt bacilles « Il est évident, ajoute-t-il, qu'un phagocyte peut

---

(1) Metchnikoff. *Ann. Institut Pasteur*, 1889, p. 267.

en même temps englober tout un amas de bacilles au lieu
de les avaler un à un », et il s'élève contre une assertion
d'EMMERICH et de MATTEI, prétendant qu'il faut à un leucocyte un quart d'heure pour englober un seul bacille.

*Les constatations très nettes d'englobement de micro-orga-
nismes : diplocoques, cocco-bacilles, bacilles (fig. 4 et 5, pl. II),
par les leucocytes de mucus provenant de nez atteints de
rhinites chroniques, hypertrophique ou atrophique, me permettent de conclure que le rôle phagocytaire des leucocytes
du mucus nasal s'exerce à l'égard d'un certain nombre d'espèces microbiennes parmi lesquelles je citerai les espèces
pathogènes et vulgaires telles que le pneumocoque, le pneumobacille et le bacille de la diphtérie, microbes que j'ai isolés
en cultivant les mucus examinés, après avoir constaté leur
présence à l'intérieur des leucocytes (1).*

Tels sont les résultats auxquels je suis arrivé en me
servant de la méthode de fixation par la chaleur et des
matières colorantes d'un usage courant pour les recherches bactériologiques (bleu de Kuhne, thionine, violet de
gentiane et gram). Cette méthode n'est acceptable que si
l'on a soin, au cours des examens microcospiques, de
s'assurer que ce sont bien des micro-organismes que l'on
constate à l'intérieur du protoplasma cellulaire; on doit
dans ce but chercher à les identifier avec des micro-organismes voisins extracellulaires. Il faut aussi vérifier la
situation exacte des micro-organismes par rapport aux
éléments cellulaires et s'assurer, par une mise au point
délicate, que les micro-organismes compris dans l'aire
d'un leucocyte sont bien en réalité situés dans l'inti-

(1) Cf. Exp. I, p. 52, et obs. VII, p. 90, qui ont servi au dessin des
fig. 4 et 5, pl. II.

mité de son protoplasma ; il suffit pour cela de s'assurer, ainsi que je l'ai fait dans presque tous mes examens et en particulier pour les phagocytes que je figure à la fin de ce travail, que les micro-organismes qui se trouvent dans le champ d'un leucocyte ont bien même mise au point que le noyau de cette cellule et ne sont nettement visibles que pour une mise au point des plans intermédiaires de cette cellule, l'œil cessant de les percevoir ainsi que le noyau, lorsque le contour cellulaire est encore suffisamment visible.

La *coupe optique* de cette cellule contenant les micro-organismes se fait ainsi à un niveau intermédiaire aux plans sus et sous-jacents qui n'en contiennent pas. Ainsi pratiquée, cette méthode paraît bien offrir certaines garanties ; cependant il n'est pas toujours aisé, même en pratiquant avec soin une série de coupes optiques, d'affirmer qu'une bactérie est bien incluse dans le protoplasma cellulaire ou lui est simplement accolée (1).

(1) La méthode histologique appliquée à l'étude de la phagocytose n'est pas parfaite. La mise au point délicate qu'elle exige fait toujours craindre que l'englobement observé ne soit qu'apparent et ne résulte d'une simple juxtaposition de bactéries au protoplasma cellulaire. Cette juxtaposition est rendue d'autant plus facile que, dans bien des cas, on est frappé du nombre de micro-organismes qui fourmillent sur presque toute la surface de la préparation. Si une méthode mieux comprise permettait l'observation de micro-organismes vivants englobés par des leucocytes également vivants, visibles sans coloration et sans fixation par une expérience analogue à celle du grain de carmin, faite avec la bactéridie charbonneuse par exemple, on aurait un criterium bien plus sûr de l'englobement leucocytaire.

Il me paraît en tout cas difficile, par la seule méthode histologique, d'établir une distinction réelle dans la façon de se comporter des leucocytes et des cellules épithéliales à l'égard des bactéries. J'ai trouvé dans les deux cas de rhinites atrophiques que j'ai examinés à ce point de vue (obs. VI et VII, pp. 94 et 96 ; fig. 5 et 6, pl. II) ainsi que dans un cas de rhinite hypertrophique avec poussée aiguë (obs. V, p. 93 ; fig. 5 et 6, pl. II) des représentants des deux catégories d'éléments contenant des micro-organismes indiscutables dont la mise au point était la même que celle du noyau de la

Observation V. — **Présence de microbes dans les leucocytes du mucus de nez dont la muqueuse est hypertrophiée : pneumocoque, staphylocoque.**

Emile D., 13 ans. N° 3114 des registres de la consultation de M. CHATELLIER, à l'hôpital Saint-Joseph. Avril 1898.

Diagnostic. — Hypertrophie des cornets inférieurs avec catarrhe subaigu de la caisse tympanique et enfoncement de la membrane tympanique droite.

Examen bactériologique du mucus recueilli avant toute cautérisation (nez vierge). Ce mucus est muco-purulent et renferme à côté des leucocytes un très grand nombre de cellules cylindriques à cils vibratils desquamées.

Le catarrhe subaigu de la caisse doit faire penser qu'on avait affaire ici à un processus relativement aigu. Cette poussée du côté de l'oreille était très probablement sous la dépendance d'une inflammation analogue de la muqueuse nasale. L'abondance des cellules épithéliales desquamées que j'ai notée dans ce cas était sans doute due à cet état inflammatoire, car je ne l'ai pas relevé dans les autres cas de rhinite hypertrophique chronique examinés.

Les cellules épithéliales et les leucocytes renferment parfois des diplocoques à auréole colorée.

Les diplocoques qui sont extracellulaires ont une auréole ordinairement claire, mais bien nette ; quelques-uns ont une forme bilancéolée.

Une culture sur sérum de lapin jeune, obtenue par ensemence-

cellule, intermédiaire aux plans superficiel et profond de cette dernière. Les micro-organismes que je figure à l'intérieur d'éléments épithéliaux (fig. 6 et 7) ne pouvaient nullement se confondre avec des granulations chromatophiles du protoplasma ; il s'agissait indubitablement de micro-organismes.

LEGRAIN (Recherches sur les rapports qu'affecte le gonocoque avec les éléments du pus blennorragique. *Arch. physiol.*, 15 août 1887, n° 6) a fait des observations analogues pour le pus de la blennorragie.

Quelque opinion que l'on ait du rôle possible des cellules épithéliales dans la défense de l'organisme vis-à-vis de l'infection dans certains cas pathologiques, ce rôle doit être subordonné à celui des leucocytes, au moins dans les cas chroniques. Dans les deux cas de rhinites atrophiques (ozène) dans les sécrétions desquels j'ai noté la présence d'éléments épithéliaux semblant contenir des bactéries, je n'ai trouvé qu'une cellule épithéliale pour 20 leucocytes (obs. VI) et un pour 100 tout au plus dans l'autre (obs. VII), en faisant la moyenne de plusieurs examens.

— 94 —

ment des parties superficielles d'une première culture sur le même
milieu (procédé Bezanson-Griffon), révèle la présence d'un diplocoque gardant le gram presque à l'état de pureté. Le sérum s'est
troublé sans former de dépôt.

L'inoculation sous-cutanée d'un 1/2 centimètre cube de ce
second tube à une souris blanche pesant 20 gr. la tue en 48 heures.

Un frottis de rate coloré par la méthode de Gram révèle la présence de nombreux diplocoques entourés d'une auréole claire.

Le sang cultivé sur sérum de lapin redonne des diplocoques, mais
la repique sur gélose montre que la culture n'était pas pure; à la
buée fine en gouttes de rosée du pneumocoque se sont adjointes
des colonies de staphylocoques.

Observation VI.— Présence de microbes dans les leucocytes de
mucus provenant de nez dont la muqueuse est atrophiée:
pneumobacille.

Alice C..., 16 ans. N° 4168 des registres de la consultation de
M. Chatellier à l'hôpital Saint-Joseph. Décembre 1898.

Diagnostic. — Rhinite atrophique fétide au début avec poussées
de lymphangites périnasales à répétition (lobule du nez et lèvre
supérieure).

Examen bactériologique.

a) Examen direct. — Nombreux leucocytes; 1 sur 29 ou 30
seulement contient des micro-organismes (diplocoques et bacilles).

On trouve aussi un certain nombre de cellules épithéliales du type
pavimenteux plat; j'en ai compté une pour 20 leucocytes environ;
leur protoplasma est parsemé de diplocoques analogues à ceux que
l'on trouve en très grande abondance dans le mucus environnant.
Les diplocoques sont gros, encapsulés, très abondants. On ne rencontre à côté d'eux que de rares bacilles déliés, minces, rappelant le
bacille diphtérique qu'il est impossible de confondre avec les bâtonnets de forme épaisse que le bacille de Friedlaender prend quelquefois, notamment dans la culture du présent cas. Les micro-organismes
compris dans l'aire des larges cellules pavimenteuses (fig. 7, pl. II)
paraissent, à une mise au point délicate, englobés par le protoplasma cellulaire, car leur mise au point est la même que celle du
noyau de la cellule et ils disparaissent quand on met au point les
couches superficielles ou profondes de cette cellule.

Aspect filamenteux, fibrillaire du fond.

N.-B. — La prise de muco-pus qui a servi à mon examen et à mes cultures a été prélevée le 19 décembre 1898, 6 jours après la disparition d'une poussée lymphangitique de la lèvre supérieure qui avait duré 8 jours et que le Dr H. Leroux avait lui-même constatée.

Le muco-pus a été prélevé à l'aide des spéculums auri et nasi, au niveau du méat moyen gauche, après l'expulsion par le moucher d'un coagulum verdâtre qui le remplissait, avant tout lavage ou soin quelconque du nez.

b) Ensemencements, cultures. — Les ensemencements sur bouillon, gélose et gélatine, donnent naissance à des cultures qui ont tous les caractères de celles du bacille de Friedlaender : trouble uniforme du bouillon avec voile à sa surface et le long des parois du tube, sur une hauteur de 2 ou 3mm, analogue à celui des cultures de coli-bacille; couche muqueuse blanche, uniforme, sur gélose; aspect de clou à tête blanche sur gélatine ensemencée par piqûre

L'examen de ces cultures montre qu'il s'agit bien en effet du pneumobacille. Il s'agit en effet d'un cocco-bacille épais, court et trapu, presque rectangulaire, à angles tant soit peu arrondis, entouré d'une auréole claire étroite que le violet de gentiane ne colore pas. Ce cocco-bacille peut se présenter sous forme de diplocoques ou de chaînettes de 4, 8, 10 éléments, toujours entourés d'une auréole étroite des plus nettes; la segmentation peut être incomplète ou manquer totalement; le pneumobacille se présente alors sous la forme d'un simple bacille plus ou moins long et flexueux, auréolé ou non (examen d'après une culture sur gélatine).

Le bacille se décolore par la méthode de gram, mais difficilement; il est vrai que je n'ai pas fait agir comparativement, dans le cas particulier, les réactifs sur un microbe résistant bien au Gram (le staphylocoque par exemple); je n'ai donc pas eu ici le point de comparaison indispensable pour juger des résultats obtenus avec cette méthode. (Voir l'observation suivante).

c) Inoculation. — Un 1/2 centimètre cube de culture sur bouillon, vérifiée pure, inoculé sous la peau d'une souris, la même dose inoculée dans le péritoine d'une autre souris ne provoquent pas la mort des animaux.

(Le bouillon qui avait servi à cette inoculation provenait d'une culture de 2e génération ; la prise du mucus dont je me suis servi pour les ensemencements avait eu lieu 5 jours auparavant).

OBSERVATION VII. — **Présence de microbes dans les leucocytes du mucus de nez dont la muqueuse est atrophiée. Pneumobacille.**

Sœur M. de la C... 24 ans. — No 4169 des registres de la consultation de M. CHATELLIER à l'hôpital Saint-Joseph. Décembre 1898.

Diagnostic. — Ozène vrai avec complication d'otite moyenne aiguë purulente à streptocoques.

Examen bactériologique.

a) *Mucus nasal, examen direct.* — Quelques cellules épithéliales contenant presque toutes des micro-organismes en assez grand nombre; l'aspect est tout à fait comparable à celui du cas 4168 (cf. fig. 7, pl. II).

Les leucocytes sont nombreux. Ce sont des leucocytes à noyau polymorphe du type polynucléaire (cf. fig. 4, pl. II), un sur 13 ou 15 contient des micro-organismes; leur mise au point se fait pour un plan intermédiaire aux différents plans de la cellule; ils paraissent donc bien englobés ; ce sont des bacilles ou des diplocoques qui se rencontrent au nombre de 3 ou 4, quelquefois dans le même leucocyte.

Les bacilles rappellent tout à fait l'aspect du bacille diphtérique; les formes longues du pneumobacille sont beaucoup plus épaisses.

Le fond présente un aspect filamenteux extrêmement marqué.

b) *Ensemencements; cultures.* — Les cultures sur gélose, gélatine et bouillon permettent d'isoler un diplocoque qui a tous les caractères que j'ai décrits dans l'observation précédente; mais, en outre, j'obtiens à côté des colonies du bacille de FRIEDLAENDER, par la repique sur plusieurs tubes de gélose d'une même prise de la culture princeps sur bouillon, des colonies isolées de staphylocoque ainsi que des colonies en gouttelettes extrêmement fines que j'ai cru devoir rattacher à la présence du streptocoque, car si je n'ai pas réussi à pratiquer l'examen de ces fines colonies, j'avais déjà constaté l'existence, dans le bouillon qui m'avait servi à obtenir ces cultures sur gélose, de chaînettes de 10 à 12 grains que le Dr MESLAY, après examen de la préparation, avait avec moi considérées comme devant être dues, non pas au staphylocoque qui se trouvait également dans la culture, mais bien au streptocoque.

La coexistence dans ce cas du cocco-bacille que j'avais déjà isolé dans le cas précédent du staphylocoque et du streptocoque m'a permis de préciser le mode d'action de la méthode de Gram sur ce bacille; traitant simultanément par cette méthode le bacille et le staphylocoque, j'ai constaté que ce dernier seul restait coloré après l'action de la liqueur de Gram; ce cocco-bacille, ainsi qu'il est de règle pour le pneumobacille, ne *gardait donc pas le gram*.

c) *Inoculation*. — Un 1/2 centimètre cube de culture de pneumobacille pur sur bouillon, âgée de 48 h. (cette culture avait été obtenue par repique d'une culture de 2e génération; la prise du mucus qui avait servi aux ensemencements avait eu lieu 6 jours avant l'inoculation, le 18 déc. 1898), inoculé dans le péritoine d'une souris blanche pesant 19 gr., la tue en 18 h. environ; à l'autopsie, on trouve une rate énorme dont la pulpe fourmille de pneumobacilles (frottis de pulpe).

d) *Sérosité de l'otite*. — Recueillie avec toutes les précautions d'asepsie nécessaires, immédiatement après la paracentèse, elle est examinée par le Dr MESLAY qui conclut ainsi :

« L'examen direct de la sérosité par frottis montre après le gram quelques pneumocoques encapsulés et surtout de petites chaînettes de streptocoque; sur culture, le pneumocoque est disparu et il n'y a que des colonies absolument pures de streptocoque. »

Le Dr MESLAY ajoutait : « la présence dans ce cas du pneumocoque est douteuse; je me demande si la capsule n'est pas artificiellement obtenue, car le streptocoque sur frottis a quelquefois l'apparence de diplocoques; en tout cas, s'il y a eu du pneumocoque, il y en avait bien peu. » (19 déc. 1898.)

Une 2e prise de sérosité, examinée le 20, donne les résultats suivants :

Pas de pneumocoque, pas de pneumobacille, mais du streptocoque presque pur avec quelques colonies de staphylocoque. M. MESLAY a obtenu sur deux tubes de gélose des cultures de streptocoque absolument pures; les cultures de staphylocoque ensemencées sur gélatine l'ont liquéfiée.

CONCLUSIONS

I

1° Les fosses nasales à l'état normal contiennent des micro-organismes au moins dans leur moitié antérieure; le vestibule du nez n'est pas seul septique.

2° Le mucus normal, dépouillé de ces éléments figurés, n'est pas bactéricide pour les espèces microbiennes pathogènes vulgaires.

3° Le mucus nasal provenant d'une muqueuse hypertrophiée l'est encore moins, puisqu'il ne tue même pas la bactéridie charbonneuse, ce que le mucus normal serait capable de faire (exp. de MM. Wurtz et Lermoyez, reprises par Park et Wright).

Ce mucus permet le développement du bacille diphtérique ou pseudo-diphtérique.

4° Les cils vibratils de l'épithélium nasal ne peuvent suffir à débarraser mécaniquement la muqueuse du grand nombre de germes qu'y apporte à chaque instant l'air inspiré.

II

1° Les éléments figurés du mucus, au premier rang desquels se placent les leucocytes, sont sans doute les seuls agents actifs de la défense de l'organisme contre l'infection au niveau des fosses nasales.

2° Les leucocytes existent en très grand nombre dans le mucus normal ou pathologique, qui les reçoit du derme ou chorion de la muqueuse (M. Chatellier).

3° Ils sont doués de mouvements amiboïdes actifs qu'ils conservent encore plusieurs heures in vitro à la température du corps (37°).

4° Ils sont capables d'englober les poussières (grains de carmin). Constatation expérimentale.

5° Ils contiennent fréquemment des bactéries en plus ou moins grand nombre (phagocytose). Constatation faite dans des mucus riches en micro-organismes provenant de rhinites hypertrophiques et atrophiques.

On peut, semble-t-il, constater expérimentalement l'englobement de micro-organismes vivants par les leucocytes du mucus nasal (expériences faites avec le pneumobacille et le streptocoque).

6° Les propriétés des leucocytes permettent seules de comprendre la disparition rapide des poussières et des germes infectieux apportés à chaque instant par l'air inspiré dans les fosses nasales, poussières et germes que ni le mucus, ni les cils vibratils ne suffisent à détruire ou à chasser mécaniquement.

EXPLICATION DES PLANCHES

PLANCHE I

Fig. 1. — Leucocyte qui a englobé 3 ou 4 pneumobacilles — faiblement (a) puis fortement (b) coloré au violet de gentiane sans fixation préalable. Ce leucocyte provient du mucus nasal d'un lapin dans la narine duquel on avait introduit une parcelle de culture de FRIEDLAENDER. Grt 550, obj. Imm. 1/12, oc. 1 Leitz, éclairage électrique. (Texte p. 84. Technique p. 76.)

Fig. 2. — Leucocyte qui a englobé un b. de FRIEDLAENDER; même préparation que pour le leucocyte de la fig. 1. Mais ici le leucocyte au stade de la faible coloration est figuré en coupes optiques successives depuis la plus superficielle (a) jusqu'à la plus profonde (a'''); b représente le même leucocyte à un stade ultérieur de l'observation après l'action prolongée du viole de gentiane. Ce leucocyte provient d'un mucus recueilli deux heures après l'inoculation du b. de FRIEDLAENDER dans le nez du lapin. Grt 550, obj Imm. 1/12, oc. 1 Leitz. (Texte p. 84. Technique p. 76).

Fig. 3. — Deux leucocytes vivants contenant chacun un grain de carmin. Ces leucocytes mis dans une chambre à air close, placée elle-même dans une platine chauffante (37°), ont conservé leurs mouvements amiboïdes. Leur contour est figuré à 5 ou 10 minutes d'intervalle pendant une observation d'une heure. Ils proviennent de la narine d'un lapin dans laquelle on avait insufflé de la poussière fine de carmin 3 heures avant de les recueillir. Grt 550, obj. Imm. 1/12, oc. 1 Leitz. Double éclairage Abbé, éclairage électrique (Texte p. 82).

Fig. 4. — Leucocyte vivant doué de mouvements amiboïdes actifs examinés dans les mêmes conditions que ceux de la fig. 3 et figuré de 1/4 d'heure en 1/4 d'heure. Ce leucocyte provient du mucus nasal d'un homme de 27 ans auquel on a mêlé une parcelle de culture de b. de FRIEDLAENDER. Les groupes de bâtonnets qui sont figurés à côté des différents stades d'évolution de ce leucocyte représentent les différents stades de croissance et de division par étranglement de 4 pneumobacilles qui en ont donné 8 de volume égal aux premiers en 3/4 d'heure. Grt. 950, obj. Imm. 1/12 oc. 4 Leitz. Double éclairage Abbé, éclairage électrique. (Texte p. 73. Technique p. 72).

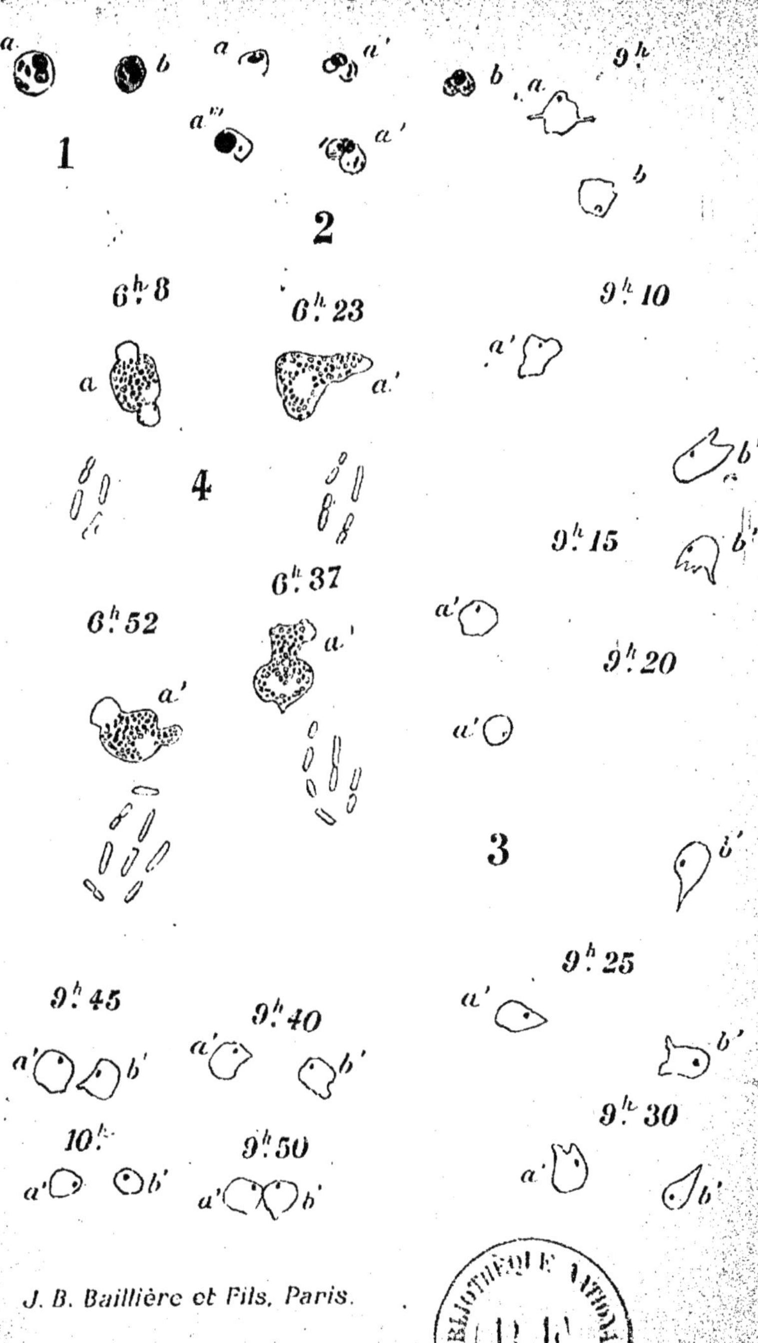
a
b
a
a'
9ʰ
b
a
1
a'''
a'
2
6ʰ8
6ʰ23
9ʰ10
a
a'
a'
4
9ʰ15
b'
b'
6ʰ37
6ʰ52
a'
a'
9ʰ20
a'
a'
3
b'
9ʰ25
a'
9ʰ45
9ʰ40
a'
a'
b'
b'
9ʰ30
10ʰ
9ʰ50
a'
a'
b'
a'
a'
b'
b'

PLANCHE II

Fig. 1. — Leucocyte à noyau polymorphe montrant les filaments d'union des différentes portions du noyau provenant du mucus nasal (rhinite hypertrophique). Fixation par la chaleur, coloration par la thionine. Grt. 950, Imm 1/12, oc. 4 Leitz (Texte p. 71).

Fig. 2. — Coupe de muqueuse nasale hypertrophiée (d'après une préparation de M. CHATELLIER). Ep., épithélium ; M.b., membrane basale ; cap. chor., capillaire de chorion ; c., canalicules faisant communiquer les espaces du chorion avec les interstices des cellules épithéliales à travers la membrane basale de l'épithélium ; a, a', leucocytes qui franchissent ou viennent de franchir ces canalicules ; b, leucocyte situé dans un canalicule transverse de la membrane basale communiquant avec deux canalicules perforants verticaux, de cette même membrane. Durcisst : alcool. Coloration au picro-carmin ; montage à la glycérine. Grt. 300 environ, obj. 8, oc. 2 de Harnack (Texte p. 60).

Fig. 3. — Membrane basale de l'épithélium d'une muqueuse nasale hypertrophiée montrant les déformations que subissent les leucocytes lors de leur passage à travers cette membrane (d'après une préparation de M. CHATELLIER). Les lettres sont placées dans la figure du côté de l'épithélium et à sa place : en a et c, deux leucocytes superposés ; en b, un seul et même leucocyte dont une portion tend à s'épanouir à la surface de la membrane basale qu'il vient de franchir. Durcisst : alcool. Coloration : carmin aluné de Grenacher ; montage à la glycérine iodée. Grt. 250 environ, obj. 8 et ocul. 1 de Harnack (Texte p. 60).

Fig. 4. — Leucocytes à noyaux multiples en apparence (polynucléaires) contenant un bacille et des diplocoques (phagocytes) provenant d'une préparation de mucus de rhinite atrophique. Fixation par la chaleur ; coloration au violet de gentiane. Grt. 730, Imm 1/12, oc. 3 de Leitz (Texte p. 88, obs. 7).

Fig. 5. — Leucocytes à noyaux multiples en apparence (polynucléaires) contenant chacun un diplocoque (phagocytes) provenant d'une préparation de mucus de rhinite hypertrophique probablement enflammée. Fixation par la chaleur ; coloration au violet de gentiane (méthode de Gram). Grt. 550, Imm 1/12, oc. 1 Leitz, éclairage électrique (Texte p. 87, obs. 5).

Fig. 6. — Cellules épithéliales cylindriques ciliées desquamées contenant des diplocoques provenant de la même préparation que les leucocytes de la fig. 5. Même grossissement (Texte p. 92, note 1, obs. 5).

Fig 7. — Cellules épithéliales pavimenteuses desquamées contenant des micro-organismes, provenant d'une préparation de mucus de rhinite atrophique. Fixation par la chaleur ; coloration au violet de gentiane. Même grossissement (Texte p. 92, note 1, obs. 6).

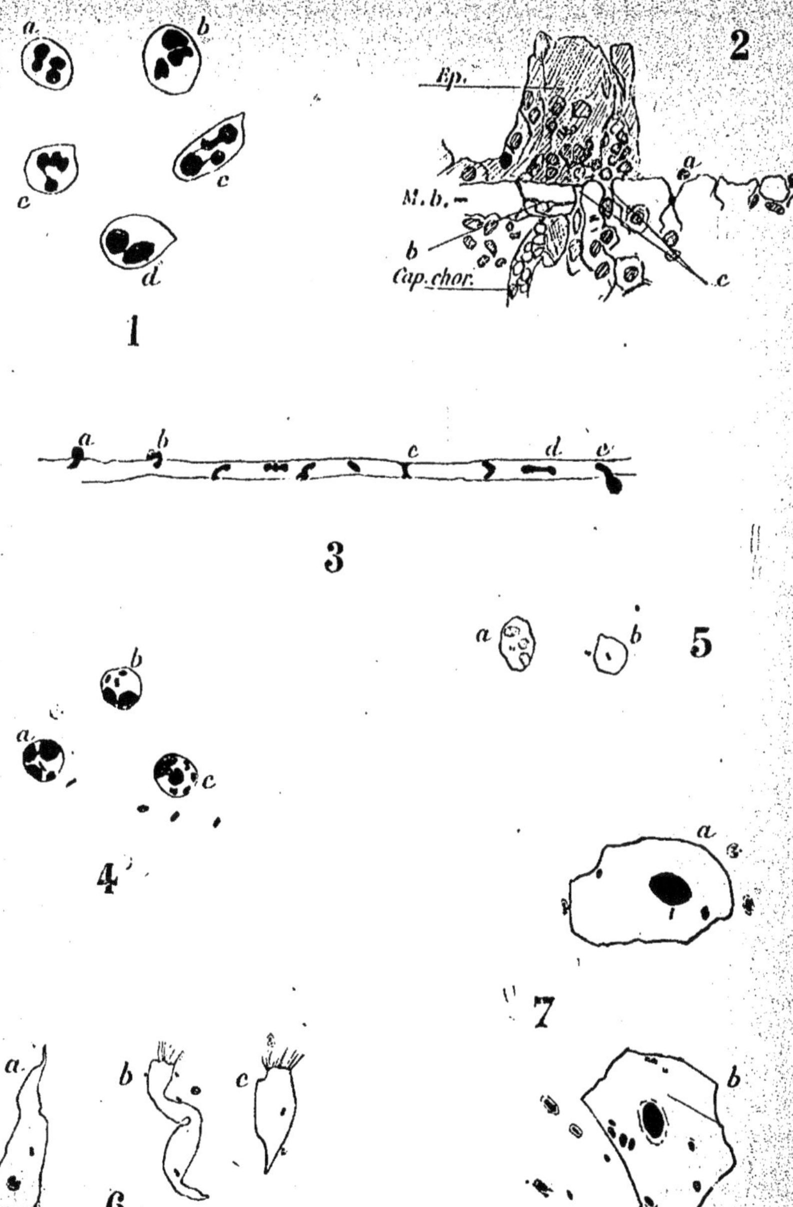

a
b
c
c
d
1
2
Ep.
M. b.
b
Cap. chor.
a
a
c
a
b
c
d
e
3
a
b
5
b
a
c
4
a
7
a
b
c
6
a
b

TABLE DES MATIÈRES

Poitiers. — Imprimerie Blais et Roy, 7, rue Victor-Hugo, 7.

Du même Auteur :

Abcès du cervelet consécutif à une suppuration auriculaire. *Bull. de la Soc. Anat.*, mai-juin 1897, fasc. 12.

Strabisme consécutif à une cautérisation de la muqueuse nasale. *Annales d'oculistique*, juin 1897.

Ostéo-périostite syphilitique du frontal simulant une sinusite frontale aiguë. Traitement mixte. Guérison sans opération. (Communication à la Société de laryngologie). Voir les Arch. de laryngologie, 1898, n° 1, p. 52. Observation reproduite dans la thèse du Dr Gilbert sur la Syphilis tertiaire des sinus (Paris, 1898, obs. V, p. 37).

Un cas de méningite cérébro-spinale simulant le tétanos. Publié en collaboration avec le Dr H. Leroux. *Presse médicale*, 1898, n° 105, p. 361.

Examens bactériologiques de quelques cas de rhinites atrophiques compliquées publiés dans la thèse du Dr Peck sur les complications de l'ozène (Paris, 1899, observations XXIII, p. 91, XXVIII, p. 100, XXIX, p. 103). Ce travail, fait en collaboration avec le Dr R. Meslay, a fait l'objet d'une communication récente à la *Société Anatomique*, juillet 1899.

Poitiers. — Imp. Blais et Roy.

9 782016 201084